Roswitha Stracke
Nickelallergie

Roswitha Stracke

Nickelallergie

Ratgeber bei Kontakt- und Lebensmittelallergie

Mit großem Rezeptteil

illustriert von Karin Bauer

pala verlag

Wichtiger Hinweis:
Alle in diesem Buch enthaltenen Ratschläge und Rezepte sind sorgfältig geprüft. Dennoch muss jegliche Haftung seitens der Autorin oder des Verlags für Sach- und Personenschäden ausgeschlossen werden.
Die Informationen in diesem Buch können die Diagnose und Behandlung durch Ärzte oder anderes Fachpersonal nicht ersetzen. Bei ernsten Erkrankungen und Beschwerden sollte immer individueller fachlicher Rat eingeholt werden.

Inhalt

Von wegen »Hausfrauenekzem«!

Nachdem ich schon jahrelang an wiederkehrenden Handekzemen gelitten hatte, suchte ich mit 18 Jahren einen Hautarzt auf. Dieser nannte meine Beschwerden ein typisches »Hausfrauenekzem«, verordnete mir eine cortisonhaltige Salbe und sagte, ich solle mir keine weiteren Gedanken machen. Weitere Krankheitssymptome, Ernährungsgewohnheiten oder andere Dinge wurden nicht abgefragt – das Ekzem käme von häufigem Reinigungsmittelkontakt und damit basta.

Da ich dank einer fleißigen Schwester bis dato selten Kontakt mit Putz- oder Waschmitteln hatte und damals auch noch keinen eigenen Haushalt führte, fand ich die Diagnose komisch, aber na ja, er musste es ja wissen.

Ich hatte seit früher Kindheit meine Tropfen, die ich nahm, wenn mein Gesicht mal wieder anschwoll oder der Juckreiz an Händen oder anderen Körperstellen überhandnahm, aber nie wurde darüber nachgedacht, dass ich eine Allergie haben könnte.

Erst die im Laufe der Jahre zunehmenden Beschwerden sowie die allergischen Erkrankungen meiner Kinder ließen mich schließlich einen Facharzt aufsuchen, der auf Anhieb der »richtige« Arzt für uns war. Nicht immer gestaltet sich die Facharztsuche so optimal. In mühevoller Kleinarbeit konnten alle durch Allergene verursachten Beschwerden beseitigt bzw. auf ein Minimum herabgesetzt werden. Eines ist gewiss, man lernt dabei eine Menge!

Mit diesem Buch möchte ich Ihnen helfen, einen großen Schritt auf dem Weg, den ich mühevoll in vielen Jahren gegangen bin, vorwärtszukommen und manche Hürde so leichter zu überwinden. Die Diagnose Allergie und im Besonderen Nickelallergie stellt die Betroffenen oft vor unvorhergesehene Schwierigkeiten, vor allem, wenn sich herausstellt, dass auch Nickel in Lebensmitteln Probleme macht. Doch mit etwas gutem Willen lässt sich alles bewältigen. Da ich selbst – und auch zwei meiner Kinder – von einer Vielzahl von Allergien betroffen bin, habe ich viele unterschiedliche Erfahrungen sammeln können, die ich nun gern an Sie weitergebe.

Dieses Buch ist entstanden, um möglichst viele Aspekte der Nickelallergie deutlich zu machen. In der Fachliteratur wird das Thema Nickelallergie nur vereinzelt, meist in Form von zwei bis drei Seiten, und dazu oft sehr wissenschaftlich behandelt. Die Informationen und Tipps sollen Ihnen helfen, »Nickelfallen« erfolgreich zu umgehen. Die Rezepte zeigen Ihnen, dass es trotz Nickelallergie nicht schwer ist, sich gesund und nährstoffreich zu ernähren. Nicht immer ist alles, was herkömmlich als gesund bzw. zeitgemäß angesehen wird, auch für jeden verträglich. Aber es gibt für alles eine Alternative, man muss nur wissen welche!

Wenn Sie weitere Fragen oder Anregungen zum Thema Nickelallergie oder auch zu anderen Allergiethemen haben, können Sie gern mit mir Kontakt aufnehmen (meine Adresse finden Sie auf Seite 186).

Allergie – eine Begriffsbestimmung

Unter dem Begriff »Allergie« versteht man eine überschießende und unerwünschte Reaktion des Organismus auf an sich harmlose Stoffe in der Umwelt. Überschießend, weil die körpereigene Abwehr sich gegen Fremdstoffe wehrt, die im Gegensatz zu Keimen keine Gefahr für die Gesundheit darstellen. Unerwünscht, weil das für uns unangenehme Nebenwirkungen hat. Der Körper überschätzt die Gefahr, die von diesen Stoffen ausgeht, und attackiert auch an sich harmlose Eindringlinge, wie z. B. Blütenpollen oder Lebensmittel. Die Stoffe, die zu diesen Reaktionen führen können, werden als Allergene bezeichnet.

Damit das Ganze nicht langweilig wird, steht uns Allergikern dazu eine unendliche Zahl von Allergenen zur Verfügung, die uns auf Trab halten und auch gleich eine Armada an Ärzten, Therapeuten und anderen Fachleuten mit versorgen.

Eine Allergie äußert sich bei jedem Allergiker in Art und Ausmaß unterschiedlich. Allergische Reaktionen können an den verschiedensten Organen im Körper und in ganz unterschiedlichem Schweregrad auftreten. Haut und Atemwege können ebenso betroffen sein wie Augen, Magen-Darm-Trakt, Nieren, Blutgefäße, Gelenke oder das zentrale Nervensystem. Die Symptome werden nicht immer sofort mit einer Allergie in Verbindung gebracht und nicht jede Befindlichkeitsstörung ist eine Allergie. Aber ständige unklare Beschwerden sollten auf eine mögliche Allergie hin untersucht werden.

Wie funktioniert das Immunsystem?

Unser Immunsystem hat die Aufgabe, schädliche Stoffe abzuwehren. Erwünscht ist die Immunabwehr beim Kampf gegen Viren, Bakterien und andere Krankheitserreger. Haut und Schleimhäute stellen dabei die erste Barriere dar, sie wehren bereits einen großen Teil der Eindringlinge ab. Dringen dennoch schädliche Stoffe ein, wird die Immunabwehr aktiv. Gegen die Fremdstoffe, die sogenannten »Antigene«, werden Antikörper gebildet, die diese außer Gefecht setzen.

Die kleinsten Vertreter der weißen Blutkörperchen, die Lymphozyten, sind die wichtigsten Akteure der körpereigenen Abwehr. Sie sind direkt im Blut zu finden, teilweise werden sie im Knochenmark gebildet, zum größten Teil finden sie sich in lymphatischen Organen wie Lymphknoten, Milz, Mandeln und Thymusdrüse.

T-Lymphozyten, die im Thymus (hinter dem Brustbein gelegen) gebildet werden, können Krankheitserreger direkt angreifen. Beim Kontakt mit einem vermeintlichen Angreifer wandeln sie sich beispielsweise in »zytotoxische« Zellen, die andere Zellen abtöten können, aber auch in Helferzellen, die mit den B-Lymphozyten zusammenarbeiten, um.

B-Lymphozyten aus dem Knochenmark (»B« steht für die englische Bezeichnung »bone marrow«, Knochenmark) entwickeln sich durch den Kontakt mit dem körperfremden Stoff zu Plasmazellen weiter. Diese produzieren dann die Antikörper, spezielle Eiweißmoleküle, die auf die Abwehr des Antigens spezialisiert sind. Diese sogenannten Immunglobuline (Ig) gelangen über die Körperflüssigkeiten in die Regionen, in denen die eigentliche Abwehr stattfindet. Sie werden dann beim nächsten Kontakt mit dem körperfremden Stoff aktiv.

Je nach Funktion und Eigenschaften werden die Immunglobuline in fünf verschiedene Klassen eingeteilt: IgA, IgE, IgG, IgM und IgD.

- Immunglobuline der Klasse A (IgA) sind als Abwehrstoffe vor allem in den Schleimhäuten aktiv.
- Immunglobuline der Klasse E (IgE) arbeiten mit anderen wichtigen Akteuren des Immunsystems, den Mastzellen, zusammen. Mastzellen sind überall im Bindegewebe und im Blut zu finden. Sie sind mit kleinen Bläschen gefüllt, die Mittlersubstanzen wie beispielsweise Histamin enthalten. Bei einer Immunreaktion lagert sich das IgE an den Mastzellen an und sorgt dafür, dass Histamin freigesetzt wird. In den umliegenden Geweben kommt es dadurch zu Entzündungsreaktionen.
- Immunglobuline der Klassen G und M (IgG und IgM) arbeiten »Hand in Hand«: Während IgM sofort produziert wird, wenn ein Krankheitserreger eindringt, bildet sich IgG erst drei Wochen nach der Erstinfektion – wird aber dann bei einer Zweitinfektion sofort aktiv und verhindert einen erneuten Krankheitsausbruch.
- Über die Wirkungsweise der Immunglobuline vom Typ D (IgD) ist bislang noch wenig bekannt, vermutlich sind sie notwendig, um die B-Lymphozyten zu aktivieren.

Beim Erstkontakt dauert es meist zwei bis drei Tage, bis die Abwehrkräfte aktiv werden. Danach hat sich das Immunsystem den Angreifer »gemerkt« und die Lymphozyten sind künftig auf das Antigen »programmiert«. Beim nächsten Eindringen des Fremdstoffes stehen die passenden Antikörper sofort zur Verfügung und Krankheitserreger werden rasch abgewehrt. Bei einigen Infektionskrankheiten wie Windpocken oder Masern geschieht dies überaus wirkungsvoll – normalerweise reicht der Immunschutz nach der überstandenen Erkrankung ein Leben lang.

Immunsystem auf Abwegen

Bei einer Allergie ist das Abwehrsystem außer Kontrolle geraten. Das Immunsystem macht sich auch auf die Jagd nach eigentlich harmlosen Stoffen – vielleicht auch deshalb, weil in unserer klinisch reinen Umgebung ansonsten wenig zu holen ist. Nahrungsbestandteile wie Milch oder Eier können ebenso eine Allergie auslösen wie Birkenpollen, Hausstaub oder Metalle, allen voran Nickel.

An die Stelle des Immunschutzes tritt die Sensibilisierung: Das Immunsystem erkennt bei künftigem Kontakt den »Feind« bzw. dessen typische Oberflächenstruktur, bekämpft ihn jedes Mal aufs Neue und löst heftige Entzündungsreaktionen aus – und dies meist unabhängig von der Konzentration des Stoffes. Kleinste Mengen können genügen, um den Körper in Alarmbereitschaft zu versetzen und Antikörper zu bilden. Es kommt zu vermehrter Ausschüttung von Histamin und damit zu unangenehmen Folgen, beispielsweise:

- Es wird vermehrt Schleim gebildet (in Auge, Nase, Mund oder Rachen).
- Die Haut rötet sich, es werden juckende Pusteln und Quaddeln gebildet.
- Die glatte Muskulatur zieht sich zusammen, es kann zur Verengung der Luftwege und zu Magen-Darm-Krämpfen kommen.
- Gewebswasser lagert sich ein, das Gewebe schwillt an.
- Es kommt zur Erweiterung der Blutgefäße, dadurch sinkt der Blutdruck, im Extremfall bricht der Kreislauf zusammen (allergischer Schock).

Die verschiedenen Allergietypen

Man unterscheidet verschiedene Allergietypen, je nach beteiligtem Antikörper und zeitlichem Verlauf. Allergien vom Soforttyp und die »verzögerte« Reaktion kommen dabei am häufigsten vor.

- **Typ I: Soforttyp oder IgE-vermittelte Reaktion**
  Neunzig Prozent aller Allergien gehören zu diesem Reaktionstyp. Die Symptome treten unmittelbar nach dem Kontakt auf, eine Allergie dieses Typs bleibt also nicht unbemerkt. Durch den Kontakt mit dem Allergen wird Immunglobulin E ausgeschüttet. Die Mastzellen setzen Mittlersubstanzen, meist Histamin, frei und es kommt zu den bekannten Allergiesymptomen, z. B. allergischer Schnupfen, Nesselsucht oder Ödeme. Die Allergene gelangen meist über die Atemwege in den Körper (Pollen, Tierhaare, Milben oder Schimmelpilzsporen) oder werden über Nahrungsmittel aufgenommen. Es besteht manchmal eine lange Sensibilisierungsphase.
- **Typ II: Zytotoxische Reaktion**
  Bei dieser zellschädigenden Form der Allergie (zyto = Zelle, toxisch = giftig) werden körpereigene Zellen, an die sich körperfremde Zellen »angedockt« haben, angegriffen. Es werden vor allem Antikörper der Klassen IgG und IgM freigesetzt. Bei dieser Reaktion werden zellschädigende Enzyme ausgeschüttet, die nicht nur die als Allergene identifizierten Zellen angreifen, sondern auch das umliegende Gewebe schädigen.
  Typisch ist diese Reaktion für Medikamentenallergien (z. B. Schmerzmittel, Penizilline oder bestimmte Antiepileptika), aber auch für Autoimmunerkrankungen wie Colitis ulcerosa.
- **Typ III: Immunkomplexbildung**
  Dieser Allergietyp kann durch Medikamente, eingeatmete Metallstäube, Schimmelpilze oder auch Vogelkot ausgelöst werden. Die Reaktion zeigt sich nicht sofort, sondern frühestens nach einigen Stunden. Allergene und Antikörper (IgG) bilden komplexe Gebilde, an die auch Körperzellen gebunden sein können. Dadurch werden Abwehrzellen aktiv, die abbauende Enzyme produzieren. Die Enzyme lösen die Immunkomplexe wieder auf, schädigen dabei aber das umliegende

Gewebe. In der Folge kommt es beispielsweise zu Entzündungen der Nierenkörperchen oder der Lungenbläschen (»Taubenzüchterlunge«). Immunkomplexe, die nicht aufgelöst werden, können sich in Organen ablagern und zu Entzündungen an Gelenken oder Nieren führen.

- **Typ IV: Verzögerte Reaktion oder zelluläre Immunreaktion**
  Diese Form der Allergie wird nicht durch Antikörper, sondern durch spezifisch sensibilisierte T-Lymphozyten vermittelt. Sie werden dann aktiv, wenn sich körperfremde Stoffe mit Eiweißverbindungen der Körperzellen verbinden. Die Abwehrzellen setzen daraufhin Stoffe frei, die »Fresszellen« aktivieren und Entzündungen hervorrufen. Typische Allergien vom Typ IV sind Kontaktallergien auf der Haut (z. B. gegen Nickel, Salbengrundlagen, Duftstoffe, Desinfektionsmittel) und bestimmte Unverträglichkeitsreaktionen auf Medikamente (Arzneimittelausschlag).
  Sie zeigen sich frühestens nach einigen Stunden oder Tagen, daher werden sie auch »verzögerte Reaktionen« genannt.

Pseudoallergien erkennen

Im Gegensatz zur Antigen-Antikörper-Reaktion, der »echten« Allergie, gibt es allergieähnliche Reaktionen, auch bekannt als »Pseudoallergien«. Äußerlich verlaufen sie häufig ganz ähnlich wie Allergien vom Soforttyp (Typ I), beispielsweise können sich auf der Haut Quaddeln bilden oder es kommt zu einem asthmatischen Anfall. Hier läuft der Reaktionsweg jedoch ohne Antikörper (Immunglobuline) ab, das heißt, die Pseudoallergie kann auch nicht durch einen Labortest nachgewiesen werden. Die Stoffe, die eine Reaktion hervorrufen, wirken in diesem Fall direkt:

- Einige Lebensmittel sind reich an Histamin (beispielsweise Fisch, Hartkäse, Sauerkraut) und können daher direkt zu pseudoallergischen Reaktionen führen.
- Andere Nahrungsmittel, beispielsweise Erdbeeren oder Schokolade, regen die Mastzellen an, vermehrt Histamin freizusetzen.
- Zu den Pseudoallergien zählen auch Reaktionen auf Konservierungsstoffe (z. B. Sorbin- oder Benzoesäure), Farbstoffe (z. B. Azofarbstoffe wie Tartrazin) oder Aromastoffe (z. B. Glutamat) sowie Nickelsalze.

Harmlos sind Pseudoallergien jedoch nicht. Die Beschwerden sind ähnlich stark wie bei einer echten Allergie, auch sie können äußerst unangenehm und im schlimmsten Fall lebensbedrohlich sein.

Die Symptome treten bereits beim ersten Kontakt mit dem unverträglichen Stoff auf, es gibt keine Sensibilisierungsphase.

Ein wesentlicher Unterschied zur echten Allergie liegt außerdem darin, dass die Reaktion von der Menge des aufgenommenen Allergens abhängig ist. Erst ab einer bestimmten Menge, die bei jedem Pseudoallergiker unterschiedlich ist, kommt es zu einer Reaktion. Bei einer echten Allergie lösen dagegen schon geringste Spuren die bekannten Symptome aus.

Was ist eine Unverträglichkeit?

Laktose-Intoleranz ist das bekannteste Beispiel einer Unverträglichkeitsreaktion. Bauchschmerzen, Übelkeit oder Krämpfe werden hier nicht durch eine Allergie hervorgerufen. Bei der Laktose-Intoleranz ist der Körper nicht in der Lage, den Milchzucker aus Milchprodukten zu verarbeiten, weil ihm das dazu notwendige Enzym fehlt. Um diese Unverträglichkeit nachzuweisen, müssen spezielle Laktosetests gemacht werden – im Gegensatz zur Kuhmilchallergie, bei der meist der Bluttest Klarheit bringt.

Unverträglichkeitsreaktionen gibt es beispielsweise auch gegen Gluten (Eiweiß im Weizen) und Fruktose (Fruchtzucker).

Kontakt- und Nahrungsmittelallergien

Da Nickel der häufigste Auslöser einer Kontaktallergie ist und eine Reihe der Betroffenen auch auf Nickel in Nahrungsmitteln reagiert, hier noch einige allgemeine Vorbemerkungen zu diesen beiden Allergieformen.

Kontaktallergien

Bei einer Kontaktallergie beginnt die Reaktion direkt am Berührungspunkt, wobei der erste Kontakt noch ohne Symptome abläuft. Erst die wiederholte Berührung mit dem Allergen auf der Haut oder der Schleimhaut löst die unangenehmen Symptome aus. Die Immunabwehr wird aktiviert und die Kontaktstelle entzündet sich, um das Allergen abzuwehren. Typische Reaktionen sind Nesselsucht (Urtikaria) oder ein Kontaktekzem.

Die Deutsche Kontaktallergiegruppe (DKG) und der Informationsbund Dermatologischer Kliniken (IVDK) erfassen gemeinsam alle relevanten Kontaktallergene, um zuverlässige Daten zur Situation der Kontaktallergie erstellen zu können. Danach ist Nickelsulfat seit Jahren das häufigste Allergen. Neben Nickel führen Duftstoffmixturen und der Duft- und Aromastoff Perubalsam die »Hitliste« der häufigsten Kontaktallergene an, hinzu kommen beispielsweise Medikamentenbestandteile, Konservierungs-, Desinfektions- und Lösungsmittel.

Symptome einer Kontaktallergie

Nesselsucht (Urtikaria)

Urtikaria oder Nesselsucht ist ein typisches Beispiel für eine allergische Reaktion vom Soforttyp (siehe Seite 14). Die betroffene Hautstelle schwillt unmittelbar nach dem Kontakt mit dem Allergen an, es bilden sich Bläschen oder Quaddeln, die Haut ist gerötet und juckt stark. Dies geschieht innerhalb weniger Sekunden oder Minuten nach dem Kontakt und kann dann ein bis zwei Tage oder längere Zeit anhalten.

Nicht immer handelt es sich um eine Allergie, wenn sich diese Symptome zeigen. Für den behandelnden Arzt und die Betroffenen ist es wichtig zu wissen, ob es sich um eine akute oder chronische Urtikaria handelt.

- Eine akute Urtikaria ist meist eine Reaktion auf permanenten Kontakt mit einem unverträglichen Stoff, beispielsweise ein Medikament. Sie kann aber auch als Folge eines Infekts der oberen Luftwege auftreten. Ein weiterer nichtallergischer Auslöser kann eine thermische oder mechanische Reizung sein. Im Sommer können beispielsweise die Tragegurte des Schulranzens oder eines Wanderrucksacks eine Hautreaktion hervorrufen, wenn sie zu eng anliegen und reiben. Die Beschwerden halten nicht länger als vier bis sechs Wochen an, eine Behandlung ist nur notwendig, um den Juckreiz oder andere Beschwerden zu mildern.
- Die häufigste Sonderform ist die cholinergische Urtikaria. Hier bilden sich typische, stecknadelkopfgroße Quaddeln, die oft im Gesicht beginnen und sich am ganzen Körper ausbreiten. Sie kann beispielsweise durch einen schnellen Anstieg der Körpertemperatur (akut aufflammendes Fieber, Überanstrengung beim Sport), bei passiver Wärme oder Aufregung ausgelöst werden. Auch dies hat nichts mit einer Allergie zu tun, die Symptome lassen meist nach wenigen Tagen nach.
- Bei der chronischen Urtikaria halten die Beschwerden länger als sechs Wochen an. Ohne Vermeidung des Auslösers kann es Jahre dauern, bis die Betroffenen wieder beschwerdefrei sind.
  In der Regel handelt es sich um allergische oder pseudoallergische Reaktionen auf bestimmte Lebensmittel (Nüsse, Erdbeeren) oder Kontaktallergene. Sie kann aber auch durch Entzündungen im oberen Magen-Darm-Trakt, oftmals durch das Darmbakterium *Helicobacter pylori* hervorgerufen, entstehen. Fachärzte veranlassen deshalb immer häufiger gleichzeitig mit Allergietests auch eine Testung auf *Helicobacter pylori* (ambulanter Trinktest).

Die Unterscheidung der unterschiedlichen Arten der Nesselsucht ist für die genaue Diagnose und Behandlung wichtig. Ihr Arzt wird neben der allergologischen Diagnostik auch die verschiedenen physikalischen Faktoren und eventuell vorliegende Entzündungsherde abklären. Mithilfe von Haut- und Bluttests können allergische Reaktionen nachgewiesen werden (mehr dazu ab Seite 30). Eine Eliminationsdiät, die mindestens 14, höchstens 28 Tage durchgeführt wird, kann im Falle einer pseudoallergischen Reaktion Klarheit bringen. Nachdem die vermutlich unverträglichen Lebensmittel zunächst vermieden wurden, werden sie dann schrittweise wieder zugeführt, bis ein erneutes Aufflammen der Symptome den Auslöser zeigt.

Was Sie noch wissen sollten:
Wenn Sie bei Kontakt mit Brennnesseln, manchen Quallenarten oder ätzenden Stoffen eine Nesselsucht oder generell Quaddeln entwickeln, hat auch das nichts mit einer Allergie zu tun, das ist eine normale Reaktion auf »reizende« Stoffe. Die Reaktion tritt hier bereits beim ersten Kontakt auf, während bei einer Allergie die Wirkung frühestens nach dem zweiten Kontakt beginnt.

Kontaktekzem oder Kontaktdermatitis
Das Kontaktekzem ist eine nichtinfektiöse Entzündung der Haut, hervorgerufen durch äußerlich auf die Haut einwirkende Stoffe. Hier liegt eine typische Typ-IV-Reaktion (siehe Seite 15) vor, vereinzelt handelt es sich aber auch um bedrohliche Typ-I-Reaktionen. Bei dauerndem Kontakt mit dem Allergen, beispielsweise Nickelsalz, im Alltag oder im Beruf lagert sich dieses an das Eiweiß der körpereigenen Zellen an und löst eine Abwehrreaktion der T-Lymphozyten aus.

Die Folgen sind Entzündungen der oberen Hautschichten, Rötungen, Schwellungen an den Händen oder Augenlidern, Ekzembildung am Ellenbogen oder großflächig am ganzen Körper, Bläschenbildung bis zu eitrigen Entzündungen an Zehen, Fußsohlen (nicht immer ein Pilz!), Händen, Gelenken oder im Augenbereich, Risse an Fingerkuppen, Augenlidern oder Ohren, auch extrem trockene Haut um Augen und im Stirnbereich, Aphten an Schleimhäuten, Ekzeme im Nacken.

Dazu kommt ein meist sehr starker Juckreiz, man kratzt, die Haut entzündet sich – geplatzte Bläschen jucken nach meiner eigenen Erfahrung ganz besonders heimtückisch.

Chronisches Kontaktekzem
Bei ständigem Kontakt mit dem Allergen wie beispielsweise Nickel durch Beruf, Haushalt oder Hobby kann sich ein sogenanntes chronisch-degeneratives Ekzem entwickeln. Es kommt dabei unter Umständen auch an Hautstellen zu Reaktionen, die nicht direkt mit dem Allergen in Berührung kommen. Außerdem bilden sich an den betroffenen Stellen oft

entzündliche Verdickungen, die Haut verhornt stark, wird grobporig und schuppt.

Durch Seifen, Lösungsmittel oder Wasser wird der Fett- und Säureschutzmantel der Haut nachhaltig gestört. Dadurch kommt es langfristig zu Hautrissen, durch die nicht nur Krankheitserreger, sondern auch Allergene eindringen können. Wer durch seinen Beruf besonders häufig mit Wasser und aggressiven Reinigungsmitteln in Berührung kommt oder es mit der Körperhygiene übertreibt, ist daher besonders empfänglich für ein Kontaktekzem.

Was Sie noch wissen sollten:
Auch Säuglinge und Kleinkinder unter zwölf Monaten können bereits ein Kontaktekzem entwickeln. Auslöser können nickelhaltige Knöpfe an Babykleidung und Nickelbestandteile in Pflegeprodukten sein. Ab einem Alter von drei Jahren sind Kinder besonders leicht zu sensibilisieren (Ohrschmuck, später verchromte Handyhüllen, Zahnspangen, Piercing). Deshalb sollte das Augenmerk auch auf die Möglichkeit einer Nickel-Kontaktallergie gerichtet sein, wenn ein Ekzem bei Kindern hartnäckig bestehen bleibt.

Hämatogenes Kontaktekzem

Neben dem klassischen, z. B. durch Nickel ausgelösten Kontaktekzem, sind auch systemische Formen des hämatogenen (= »durch das Blut verursacht«, von innen heraus) Kontaktekzems beschrieben. Das klinische Erscheinungsbild reicht vom Hand- und Fußekzem über Fieber, Abgeschlagenheit bis zum »Baboon-Syndrom«. Während bei Hand- und Fußekzemen neben Metallsalzen wie Nickel, Chrom, Kobalt mehrere Auslöser möglich sind (z. B. Perubalsam als Nahrungsmittelbestandteil, Arzneistoffe), wird das sehr seltene Baboon-(Pavian-)Syndrom neben Arzneistoffen vor allem durch Nickelsalze in Nahrungsmitteln ausgelöst. Auffällig ist die Rötung und Hämatombildung am Gesäß und an den Genitalien. Die Diagnose wird durch den Epikutantest sowie durch die orale Provokation gestellt. Der Provokation sollte aber immer eine zeitweise begrenzte nickelreduzierte Diät vorausgehen. In klinischen Studien konnte eine Besserung durch eine nickelreduzierte Diät bestätigt werden.

Nahrungsmittelallergien

Bei einer Nahrungsmittelallergie reagiert der Körper auf normalerweise harmlose Bestandteile in Lebensmitteln, beispielsweise Milch- oder Hühnerei-Eiweiß.

Etwa drei Prozent aller gesicherten Nahrungsmittelallergien sind Typ-I-Allergien, d. h., der Körper produziert vermehrt Immunglobuline vom Typ IgE. Der überwiegende Teil der Reaktionen auf Nahrungsmittel ist auf pollenassoziierte Kreuzallergien zurückzuführen (siehe Seite 22).

Die Allergie zeigt sich häufig durch Reaktionen im Mund- und Rachenraum. Möglich sind aber auch Beschwerden im Magen-Darm-Bereich, Hautreaktionen in Form von Juckreiz, Rötung, Quaddeln, Ekzemen oder Beschwerden an den Atemwegen wie Fließschnupfen und Asthma. Im schlimmsten Fall kann es zu lebensbedrohlichen Situationen wie Atemnot oder Herz-Kreislauf-Versagen (allergischer Schock) kommen.

Die häufigsten Nahrungsmittelallergene bei Kindern sind Eiweiße aus Kuhmilch, Hühnerei, Soja, Weizen und Erdnuss. Bei Erwachsenen treten vor allem Allergien gegen Erdnüsse, Hühnerei, Kuhmilch, Fisch, Gewürze, Sellerie, Nüsse und bestimmte Obstarten auf.

Im Gegensatz dazu gehören Reaktionen auf Konservierungsstoffe, Farb- oder Aromastoffe zur Gruppe der Pseudoallergien.

Der natürlich vorkommende Nahrungsmittelbestandteil Nickel kann in seltenen Fällen eine verzögerte Reaktion vom Allergie-Typ IV hervorrufen, meist handelt es sich aber um eine pseudoallergische Reaktion (siehe Seite 15).

Was Sie noch wissen sollten:
Bei einer Nahrungsmittelallergie sollten auch ungewöhnliche Möglichkeiten, mit dem Allergen in Berührung zu kommen, bedacht werden:

- Einatmen von Erdnussstaub bei der Verarbeitung (kann Asthma und Rhinitis auslösen),
- Ausdünstungen diverser Nahrungsmittel (z. B. Kochdampf von Fisch oder Kartoffeln, kann Atemwegsallergien hervorrufen),
- Milch- und Eipulverinhalationen bei der Nahrungsmittelherstellung,
- Hautkontakt mit Fisch, Nüssen, Milcheiweiß in Salben (kann ein Kontaktekzem auslösen),
- versteckte Allergene (beispielsweise Kuhmilch im Früchtesorbet).

Kreuzallergien

Rufen bei einem Pollenallergiker auch pflanzliche Lebensmittel eine Allergie hervor, liegt nicht selten eine Kreuzreaktion vor. Die Pollenallergiker vertragen dann auch keine Lebensmittel, die mit dem Beschwerden auslösenden Pollen botanisch verwandt sind. Steinobst (z. B. Pfirsich oder Kirschen), Äpfel, Nüsse oder Sellerie können eine allergische Reaktion auslösen, wenn der Organismus sich bereits gegen das strukturverwandte Allergen in Baum-, Gräser-, Getreide- oder Kräuterpollen sensibilisiert hat. Beispielsweise vertragen Allergiker, die auf Birkenpollen reagieren, dann auch keine Äpfel.

Wenn Nickel krank macht

Mitte der 1930er-Jahre wurden die ersten Statistiken zur Häufigkeit von Kontaktsensibilisierungen aufgestellt. Seinerzeit erregte das häufige Vorkommen von Nickel-Überempfindlichkeit in Verbindung mit Oberschenkelekzemen durch das Tragen von Strumpfhaltern besondere Aufmerksamkeit. Auslöser waren vernickelte Strumpfhalterschnallen, aber auch Miederstangen. Heute sind Strumpfhalter modisch eher die Ausnahme, dafür gibt es nun viele andere Sensibilisierungsmöglichkeiten.

Nickel führt in Deutschland mit 18 Prozent die Hitliste der 15 Hauptkontaktallergene an, weltweit ist es das Allergen Nummer 1 – obwohl Nickelsalze eigentlich als eher schwache Allergene gelten. Dies liegt an der Häufigkeit des Kontaktes, vor allem durch Modeschmuck oder Piercing, hinzu kommen noch zahlreiche berufliche und private Möglichkeiten, Nickel zu begegnen.

Man schätzt, dass in Europa 65 Millionen Menschen gegen Nickel sensibilisiert sind. Frauen sind mit rund 20 Prozent immer noch häufiger betroffen als Männer (rund sechs Prozent). Dies liegt wohl vor allem an den unterschiedlichen Expositionsgewohnheiten, nicht an geschlechtsspezifischen Merkmalen.

An der Entstehung scheinen offenbar auch Genmutationen beteiligt zu sein. Betroffen ist das Gen für die Substanz Filaggrin, welche die Hornsubstanz Keratin in der äußeren Haut zusammenhält. Bei der Genvariante könnte die Barrierefunktion der Haut gestört sein. Schadstoffe können so leichter in die Haut eindringen und die Allergien auslösen.

In einer Studie mit 1500 Probanden wurden die Genmutationen überzufällig oft bei Personen mit Nickelallergien registriert. Bestätigen sich die Vermutungen, dann ließen sich Gefährdete durch einen Gentest identifizieren und den Allergien durch Prävention vorbeugen.

Das Kontaktallergen wird vor allem über die Haut aufgenommen. Schweiß (setzt Nickelsalze frei), Ekzeme und Hautrisse begünstigen die Aufnahme. Der klassische Verlauf einer Nickelsensibilisierung sieht so aus:

- Nach permanentem Hautkontakt mit Nickel, beispielsweise durch einen Ohrring oder durch ein Piercing, kommt es zur Sensibilisierung, die aber noch ohne äußere Symptome verlaufen kann.

- Bei erneutem Hautkontakt oder auch nach Aufnahme von Nickel durch die Nahrung oder die Atemluft treten nach 48 bis 72 Stunden juckende und/oder nässende Bläschen bis zum allergischen Ekzem auf. Dies kann auch erst Jahre nach dem Erstkontakt geschehen.

Bei Studien zum Thema Nickel wird deutlich, dass die Sensibilisierung auf Nickel bei Menschen, die Ohrschmuck tragen, ein Piercing haben oder Modeschmuck bevorzugen, signifikant höher ist als bei Vergleichspersonen ohne Ohrringe, Bauchnabelschmuck oder andere Modeaccessoires. Typisch ist die Sensibilisierung durch Ohrschmuck im Kleinkindalter.

In eigener Sache:
Auch bei mir begann alles mit den ersten Ohrringen im zarten Vorschulalter. Nach nur wenigen Wochen bildeten sich starke Entzündungsherde rund ums Ohr, das Ohr nässte und schwoll an. Die Ohrringe wurden entfernt, neue Versuche scheiterten daran, dass schon wenige Minuten nach Einsetzen der Ohrringe die schmerzhaften Symptome wieder auftraten – also totaler Verzicht für viele Jahre. Kurz und gut: Heute trage ich zwar wieder Ohrringe (ich liebe Ohrringe!!), aber nur nickelfreie. Alles andere, ob 585er-Gold, Chirurgenstahl oder Ähnliches, funktioniert nicht.

Unter mehr als 4000 bekannten Kontaktallergenen steht Nickel an erster Stelle. Beim Übergang vom Jugend- zum Erwachsenenalter nehmen Nickelallergien europaweit weiter zu. Daran ändern offenbar auch einschlägige Verordnungen wie die Nickelrichtlinie der EU (94/27/EG) nichts. Noch immer ungeklärt ist, warum manche Menschen eine Nickelallergie entwickeln, andere aber nicht. Wahrscheinlich sind mehrere immunologische Faktoren entscheidend, eine einzige Ursache ist wegen der Häufigkeit der Nickelallergien nicht wahrscheinlich.

Nickel im Essen

Aber auch die Aufnahme von Nickel über die Nahrung führt zu teilweise heftigen Reaktionen, betroffen sind vor allem Personen, die bereits längere Zeit eine starke Kontaktallergie gegen Nickel haben. Wie viele Nickelallergiker auch auf Nickel in Lebensmitteln reagieren, lässt sich nicht eindeutig sagen.

Symptome, die durch die Nickelaufnahme über das Essen und Trinken hervorgerufen werden, beschränken sich keineswegs nur auf die Haut. Die Reaktionen können ganz unterschiedlich sein: Magen- und Darmbeschwerden von Verstopfung bis Durchfall, Magenbrennen oder Übelkeit bis zum Erbrechen sind ebenso möglich wie Herzrasen, Migräne, Müdigkeit oder depressive Verstimmungen. Auch auf der Haut sind verschiedene Symptome zu beobachten, ohne dass an dieser Stelle ein direkter Kontakt mit Nickel vorlag: beispielsweise eingerissene Fingerkuppen, Bläschenbildung zwischen den Fingern, trockene, rissige Haut an Händen und Füßen (nicht immer ein Pilz!), Handekzeme, Ekzeme an den Innenseiten der Oberschenkel, auch im Nacken bis zum Haaransatz, trockene, schuppige Haut um Augen und im Stirnbereich oder schnell eiternde Bläschen oder Pusteln am ganzen Körper, die zudem bei Berührung höllisch schmerzen und nur langsam abheilen.

Da viele dieser Beschwerden auch ganz andere Ursachen haben können, ist es nicht immer so einfach, sie auf eine Allergie gegen Nickel zurückzuführen. Klarheit bringt lediglich eine genaue Diagnose mittels Karenz und Provokation (siehe dazu Seite 32).

Reaktionen auf Nickel in Nahrungsmitteln gehören überwiegend zu den Pseudoallergien (siehe Seite 15), deshalb sind die auftretenden Symptome mengenabhängig und die einzelnen Lebensmittel bei jedem Nickelallergiker unterschiedlich verträglich.

Die Hauptmenge an Nickel nehmen wir über die Nahrung und das Trinkwasser auf, andere Nickelquellen wie Atemluft oder Berufsallergene wie Metalle oder nickelhaltige Reinigungsmittel spielen demgegenüber eine untergeordnete Rolle. Auch durch das Rauchen (und Passivrauchen) gelangt Nickel in den Körper.

Nickel speichert sich bei pflanzlichen Lebensmitteln vor allem in der Schale, deshalb kann gerade die Vollwertkost mit unverarbeiteten, vorwiegend pflanzlichen Lebensmitteln für Nickelallergiker problematisch sein. Besonders die »gesunden« Lebensmittel wie Vollkornprodukte jeder Art, Nüsse, Hülsenfrüchte und das allgegenwärtige Nahrungsmittel Kakao enthalten Nickel teilweise in horrenden Mengen (mehr dazu ab Seite 55).

In eigener Sache:
Nachdem bei meinen Kindern und mir unter anderem eine Milch- und Ei-Allergie festgestellt wurde, habe ich natürlich auf gesunde Vollwertkost umgestellt, das ist ja das Erste, das einem empfohlen wird. Meine Handekzeme verschlechterten sich im Verlauf massiv, dazu kamen permanente Eiterpusteln an Beinen, Rücken, Nacken, die Haut platzte schon bei geringster Berührung auf und blutete (besonders unangenehm beim Einkaufen, wenn schon ein leichtes Anstoßen an Regale hektische Suche nach Pflastern auslöst), die Hände und Finger waren oft so geschwollen, dass eine normale Versorgung von Kindern und Haushalt kaum möglich war, dazu kamen Superinfektionen und andere mehr als unangenehme Begleiterscheinungen.

Nachdem durch Milch und Ei ausgelöste Beschwerden abklangen, führte die weitere Suche nach Ursachen verbliebener Symptome auf meine Ernährung. Glücklicherweise war ich auf Anhieb an einen Experten zum Thema Nickelallergie geraten, der gleich die richtigen Rückschlüsse zog. Aber nicht immer läuft die Suche so optimal ab. Übrigens: Die Erstdiagnose »Hausfrauenekzem« lag da schon etwa 14 Jahre zurück.

Diagnose der Nickelallergie

Der Nachweis einer Kontaktallergie auf nickelhaltige Gegenstände und einer Pseudoallergie auf Nickel in Lebensmitteln ist über folgenden Weg möglich:

- Gründliche Anamnese
- Haut- und Bluttests
- Karenz
- Provokation

Diagnose und Therapiemaßnahmen obliegen Ihrem Arzt. Karenz ist eine Maßnahme, die nur dem Patienten überlassen werden kann, aber nur in Absprache mit einer qualifizierten Beratungskraft durchgeführt werden sollte. Denn die Betroffenen sollten dann möglichst genau Bescheid wissen, wo sich Nickel »verbirgt«, damit die Karenz auch zu einem anhaltenden Erfolg führt und gleichzeitig keine unangenehmen Begleiterscheinungen auftreten.

Anamnese – was, wie, wo, wann?

Zunächst wird der Allergologe in einem ausführlichen Gespräch (Anamnese) klären, welche Beschwerden Sie im Einzelnen haben, wie diese sich äußern und wo und wann sie auftreten. Sie sollten sich auf dieses Gespräch z. B. in Form eines Tagebuchs oder einer Beschwerden-Liste (kann auch eine einfache »Kladde« sein) vorbereiten.

Wenn der Verdacht besteht, dass auch Nickel im Essen als Auslöser in Frage kommt, sollte der Arzt auch Ihre Ess- und Trinkgewohnheiten kennen. Schreiben Sie dazu über mehrere Wochen auf, was Sie gegessen und getrunken haben und gegebenenfalls welche Beschwerden Sie haben. Auch die Einnahme von Medikamenten und besondere Ereignisse sollten Sie notieren. Ein ausführlich dokumentiertes Tagebuch macht es dem behandelnden Facharzt leichter, die komplexen, individuell unterschiedlichen Auslöser und die zugrunde liegenden Krankheitsmechanismen aufzuspüren. Ein allgemeiner »Rundumtest« hilft meist nicht weiter. In der Aufregung vergisst man auch leicht einzelne Vorkommnisse, deshalb sollten diese bei einem Verdacht auf eine allergische Reaktion immer kurz notiert werden, um optimal vorbereitet zu sein.

Beispiel eines Allergiefragebogens zur Kontaktallergie

(Zutreffendes bitte ankreuzen)

Welcher Art sind Ihre Beschwerden?

Allergische Hauterkrankung	❑ ja	❑ nein	❑ weiß nicht
Allergischer Schnupfen	❑ ja	❑ nein	❑ weiß nicht
Asthma bronchiale	❑ ja	❑ nein	❑ weiß nicht
Sonstiges:	______________________		

Wie bzw. wo äußern sich die Beschwerden?

❑ behaarte Kopfhaut
❑ Augenjucken, Ekzem am Augenlid
❑ häufige Bindehautentzündungen
❑ Gehörgang
❑ Lippen, Mundschleimhaut
❑ metallischer Geschmack im Mund, Zungenbrennen
❑ Ohrläppchen, Gesicht, Hals
❑ Rumpf
❑ Hand, Handinnenflächen, Handrücken, Fingerseiten
❑ Arme, Armbeugen
❑ anal, genital
❑ Beine, Knie- bzw. Gelenkbeugen
❑ Leisten, Oberschenkel, Fuß, Fußsohlen
❑ Sonstiges: ______________________

Werden Beschwerden verstärkt durch ...?

❑ Hitze, Kälte, Nässe, Trockenheit
❑ Bildschirmarbeit, Klimaanlage, Strahlung, Licht
❑ Hausarbeit (Putzen, Bügeln, Waschen ...)
❑ Arbeitsmaterial (Handschuhe, Stiefel, Lösungs-, Reinigungsmittel)
❑ Freizeit-, Heimwerkertätigkeit
❑ Sonstiges: ______________________

Sind bei Ihnen bereits Allergien bekannt, wenn ja, welcher Art?

❑ Neurodermitis, Urtikaria (Nesselsucht)
❑ Nahrungsmittelallergie auf: ______________________
❑ Kontaktallergie auf:
  ❑ Kosmetik, Wasch- und Pflegemittel
  ❑ Schmuck, Uhren
  ❑ Baustoffe
  ❑ Implantate, Zahnersatz
  ❑ Metalle, Werkzeug
  ❑ Münzen
  ❑ Sonstiges: ______________________

Rauchen Sie oder ein Familienmitglied?

❑ ja ❑ nein

Derzeitiger Beruf

Ausgeübt seit: ______________________
dabei Hautveränderung?
❑ ja ❑ nein ❑ unklar
❑ evtl. früher ausgeübter Beruf: ______________________
❑ Berufswechsel wegen: ______________________
❑ Sonstiges: ______________________

Welche Behandlungen/Tests wurden schon durchgeführt?

❑ Behandlung durch Hautarzt
❑ Allergietest
wenn ja, welcher? ______________________
❑ Medikamente, Salben
wenn ja, welche? ______________________
❑ Sonstiges: ______________________

Haut- und Bluttest bei allergischem Kontaktekzem

Allergische Hautreaktionen können meistens anhand von Epikutan- (Haut)- und In-vitro-Tests (Blut) erfasst werden. Beim sogenannten Kontaktekzem oder auch bei chronischer Nesselsucht ist die Haut nur bedingt testfähig und die Labordiagnostik übers Blut unerlässlich.

Bevor Sie in die ärztliche Praxis gehen, um sich durch die notwendigen Tests Klarheit zu verschaffen, sollten Sie folgende Punkte beachten:

- Die Tests (Haut-, Bluttest) sollten zwingend zum gleichen Termin gemacht und nicht auf mehrere Termine verteilt werden. Ansonsten könnte sich die allgemeine Verfassung verbessert oder verschlechtert haben, das ändert wieder das Ergebnis.
- Frauen mit einer Kontaktallergie auf Nickelsulfat und einem regelmäßigen Menstruationszyklus zeigen in der ersten Zyklushälfte eine sehr viel geringere Reaktion auf Hauttests als während der zweiten Hälfte. Offenbar schützen die hohen Östrogendosen in der ersten Hälfte vor allergischen Reaktionen vom verzögerten Typ. Je nach Testzeitpunkt können daher falsch negative Diagnosen gestellt werden, d. h., die Allergie ist da, aber durch den hohen Östrogengehalt schlägt das Testserum nicht an, Ihr Arzt verneint eine Allergie.
- Cortisonhaltige Salben und Medikamente müssen mindestens sechs bis 14 Tage vor den Tests abgesetzt werden, Antihistaminika ein bis zwei Tage vorher. Wirkstoffe der Medikamente und Salben können sonst das Testergebnis beeinflussen.
- Der Allergologe sollte unbedingt über internistische Vorerkrankungen, derzeitige Medikamenteneinnahme oder bekannte schwere allergische Reaktionen in der Vergangenheit informiert werden, damit das eventuelle Risiko einer unvorhergesehenen Überreaktion auf die Testung berücksichtigt werden kann.

Haut- oder Epikutantest

Die allgemein übliche bzw. nachweislich gut funktionierende Vorgehensweise bei Allergietests wird auch Goldstandard genannt. Dieser Goldstandard bei Nickel- bzw. Kontaktallergien allgemein ist der Epikutan- oder Hauttest. Bei diesem Pflastertest werden die zu testenden Stoffe in kleinen Dosierungen in flachen, münzgroßen Kammern mittels Pflaster auf den

Rücken geklebt. Die Teststreifen bleiben 48 Stunden auf der Haut, da sich die Kontaktallergie als verzögerte Typ-IV-Reaktion (siehe Seite 15) erst nach längerer Zeit zeigt.

Danach werden die Pflaster entfernt und eine erste Begutachtung kann vorgenommen werden. Nach ein bis zwei weiteren Tagen wird noch einmal das Testergebnis abgelesen. Bis dahin müsste sich bei positivem Ergebnis auf der Kontaktstelle ein Ekzem entwickelt haben. Dies kann von leichten, geröteten Schwellungen über Knötchen und Bläschen bis hin zu großen nässenden Blasen alles beinhalten.

Um die Sensibilität der Haut zu erhöhen und damit auch mehr Kontaktallergien zu erfassen, wird neuerdings der sogenannte Abrisstest vorgenommen. Hierbei wird das Hautareal vor dem Epikutantest mit einem Klebebandstreifen abgedeckt (Hautbehaarung wird vorher schonend entfernt). Der Klebestreifen wird dann ruckartig abgerissen. Die bisher übliche Testlösung kann so um bis zu zehn Prozent verringert werden. Der Abrisstest ist nicht nur sicherer in der Anwendung, sondern auch im Ergebnis.

Bei besonders empfindlichen Menschen kann es neben den Reaktionen im Testbereich auch zu Hautreizungen beispielsweise durch das Pflaster kommen, die aber nicht als Reaktion auf die Testlösung gedeutet werden dürfen. Deshalb – auch wenn sich mancher Arzt anbietet, »mal schnell« einen Hauttest durchzuführen – gehen Sie immer zu einem ausgebildeten Allergologen, denn hier ist Spezialwissen gefragt.

Was Sie noch wissen sollten:
Unbedingt die zu testende Hautstelle, in aller Regel der obere Rücken, gründlich von Salbenrückständen, vor allem von antiallergischen bzw. cortisonhaltigen Salben oder Tinkturen reinigen! Rückstände könnten die Testreaktion abschwächen oder verfälschen.

Bluttest oder In-vitro-Test

Der Labortest, bei dem Blut im Reagenzglas auf Antikörper oder sensibilisierte Zellen untersucht wird, ist ein unverzichtbarer Teil der Diagnostik. Die wichtigste Untersuchung ist dabei die Bestimmung von spezifischen IgE-Antikörpern.

Bei der Suche nach IgE-vermittelten allergischen Erkrankungen kann diese Untersuchung den Hauttest auch ganz ersetzen, wenn durch einen schlechten Hautzustand, bestimmte Vorerkrankungen oder extreme Überempfindlichkeit ein Pflastertest nicht möglich ist.

Entweder ist das Allergen im Reagenzglas in einer Flüssigkeit gelöst oder ist an eine Oberfläche, z. B. Papierscheibe oder Schwämmchen, gebunden. Wird das Patientenserum damit in Berührung gebracht, bindet sich das im Serum vorhandene IgE automatisch an das Testallergen. In diversen Bearbeitungsschritten wird nun das ans Allergen gebundene IgE nachgewiesen und »gezählt«. Da das Serum sich grundsätzlich mit der Testlösung verbindet, kann es leicht zu falschen Ergebnissen kommen. Hier ist auch wieder das Spezialwissen der Fachleute gefragt.

Deshalb: Sparen Sie sich kommerziell angebotene, teure und sinnlose Bluttests auf IgE-Antikörper. Gehen Sie in eine fachärztliche Praxis. Gern werden auch Bluttests zum Nachweis anderer Antikörper (IgG, IgM, IgA) verkauft. Das bloße Vorhandensein dieser Antikörper ist aber Teil einer normalen Immunantwort und kein bindender Hinweis auf eine allergische Reaktion, da diese Antikörper sowohl bei Allergikern als auch bei »normalen« Menschen nachgewiesen werden können.

Die Vorteile des Bluttests: Die Untersuchung ist bis auf die Blutentnahme nicht belastend, es kann nicht zu Komplikationen kommen und das Testergebnis ist nicht durch Medikamenteneinnahme beeinflussbar. Die Nachteile: In-vitro-Tests sind relativ teuer und das Ergebnis ist erst nach einigen Tagen verfügbar.

Karenz und Provokation

Schwieriger wird es bei der pseudoallergischen Reaktion auf Nickel in Nahrungsmitteln. Die Symptome sind gleich oder ähneln einer »echten« Nahrungsmittelallergie, allerdings fehlt die IgE-vermittelte Reaktion des Körpers, sodass ein Bluttest meist negativ ist. Hier ist die sichere Diagnose nur durch eine Karenz und anschließende Provokation möglich.

Das vermutete Allergen Nickel wird für einen Zeitraum von mindestens vier Wochen, längstens aber drei Monaten, nach einem individuell abzustimmenden Ernährungsplan gemieden. Dieser sollte immer in Zusammenarbeit mit einer Ernährungsfachkraft erstellt werden (Adressen bekommen Sie z. B. über Patientenorganisationen, siehe Seite 193). Der Ernährungsplan sollte spezielle Vorlieben, regionale Besonderheiten und die praktische Umsetzbarkeit berücksichtigen. Die Karenz soll ja nicht belastender als die pseudoallergische Reaktion sein.

In eigener Sache:
Bei mir wurde der orale Test ohne vorherige Karenz durchgeführt. Die zu erwartenden Symptome traten erst nach zwei Tagen auf, abgeschwächt auf leichte Schwellung und Juckreiz an den Händen. Die dann durchgeführte nickelarme Karenz brachte durchschlagenden Erfolg. Auch wenn das unter anderem den Verzicht auf meine heißgeliebte Schokolade bedeutete. Übrigens: Kakao vertrage ich nach über zehn Jahren strikter Enthaltsamkeit in kleinen Portionen wieder, d. h. alle paar Wochen mal das eine oder andere Kakaoprodukt. Ein Zuviel löst heute immer noch z. B. neben Magenbrennen, Eiterpusteln und Bindehautentzündung heftige Übelkeit bis zu Erbrechen aus.

Nach der vereinbarten Karenz folgt die Provokation, d. h., das vermutete Allergen Nickel wird wieder zugeführt. Treten die bekannten Reaktionen auf, werden nickelreiche Lebensmittel gemieden, wobei individuell getestet werden muss, in welchen Mengen Nickel verträglich ist.

Im Fall der Nickelallergie wird meist oral provoziert. Dazu bekommt der Patient eine Lösung mit einer definierten Menge von Nickelsalzen zu trinken. Dies geschieht meist stationär im Krankenhaus unter klinischen Bedingungen. Denn Reaktionen können auch erst nach Stunden auftreten und dann wären Sie vielleicht gerade im Auto auf dem Heimweg oder werden im Tiefschlaf von extremen Schleimhautschwellungen oder überdimensional angeschwollenen Händen überrascht. Zwingend ist die ärztliche Betreuung bei bekannter extremer Empfindlichkeit, beispielsweise bei zu befürchtendem Herz-Kreislauf-Zusammenbruch.

Übrigens: Eine Provokation mit nickelreichem Sojadrink hat sich nicht bewährt, da nicht jeder Nickelallergiker verlässlich Symptome entwickelt hat. Sojadrink wurde oft auch toleriert.

Erst nach der oralen Provokation schließt sich die schrittweise Wiedereinführung von nickelreichen Nahrungsmitteln an, um zuverlässig die Verträglichkeit oder auch das Gegenteil nachzuweisen.

Was Sie noch wissen sollten:
Die Provokation kann auch falsche Ergebnisse bringen, da die Bioverfügbarkeit von Metallen variieren kann. Gleichzeitiger Verzehr von säurereichen Nahrungsmitteln und Getränken, z. B. Sauerkraut oder Orangensaft, kann das Ergebnis durch erhöhte Freigabe von Nickel beeinflussen.

Auch andere Faktoren können das Testergebnis verfälschen: Starkes Schwitzen (Schweiß enthält zwanzigmal mehr Nickelsalze als Plasma), Heilfasten oder Erkrankungen wie Morbus Crohn. Auch können alte Testareale neu aufflackern, was aber kein Hinweis auf eine erneute allergische Reaktion ist. Eine große Rolle spielt auch die Einnahme von Medikamenten.

Funktion des Nickels im Körper

Die biologische Bedeutung des Nickels im menschlichen Körper ist noch nicht ausreichend bekannt. Nickel ist ein essenzielles Spurenelement, d. h., es muss dem Körper mit der Nahrung zugeführt werden. Notwendig ist es vor allem in Verbindung mit Kobalt zur Blutbildung und zur Aktivierung bestimmter Enzyme. Es scheint auch einen Zusammenhang mit der Eisenaufnahme zu geben.

Man geht davon aus, dass dem Stoffwechsel täglich 25 bis 30 µg Nickel zugeführt werden müssen. Da Nickel praktisch in jedem Nahrungsmittel vorhanden ist, ist bei normaler Ernährung eine ausreichende Zufuhr mehr als ausreichend gedeckt und auch bei einer Nickelkarenz ist eine Unterversorgung mit diesem Spurenelement nicht zu erwarten. Bei einer nickelarmen Ernährung ist die Versorgung mit anderen wichtigen Lebensmittelinhaltsstoffen wie Ballaststoffen oder B-Vitaminen viel problematischer (mehr dazu ab Seite 66).

Nickel kann im Körper gespeichert werden und wird nur sehr langsam über Galle, Urin und Schweiß wieder ausgeschieden. Typische Speicher- bzw. Filterorgane sind neben der Leber die Nieren. Anders als beispielsweise bei wasserlöslichen Vitaminen wird ein Nickelüberschuss nicht einfach ausgeschieden, sondern kann je nach Stoffwechseltempo lange im Organismus verbleiben.

Das Kontaktallergen Nickel meiden – aber wie?

Wichtigste Ursachen für eine Sensibilisierung auf eine Nickel-Kontaktallergie sind bei Frauen und immer häufiger auch bei Männern das Durchstechen der Ohrläppchen, Body-Piercing und das Tragen nickelhaltigen Schmucks.

Modeschmuck darf daher innerhalb einer Woche nicht mehr als 0,5 µg Nickel / cm² freisetzen. Dies gilt für alle Schmuckarten, die beim Durchstechen der Haut in der Wunde verbleiben oder über längere Zeit mit der Haut in Berührung kommen.

Eine Studie des Informationsbundes Dermatologischer Kliniken (IVDK) zeigt signifikante Unterschiede im Alter der Frauen: Betroffen sind 32,5 Prozent der Frauen unter 40 Jahren, also in einem Alter, in dem Piercing aktuell ist. Die Nickelsensibilisierung über Modeschmuck ist seit der Festsetzung der Höchstgrenze von 0,5 µg Nickel / cm² / Woche deutlich rückläufig.

Nickel bleibt aber neben Duftstoffmix (8,1 Prozent) und Perubalsam (7,8 Prozent) das wohl bedeutendste Kontaktallergen einschließlich der nickelassoziierten Stoffe Palladium und Kobalt. Nach Schätzungen des IVDK sind mehr als zehn Millionen Menschen in Deutschland allein von diesen Allergenen betroffen.

Was Sie noch wissen sollten:
Chrom, Palladium und Kobalt lösen auf die gleiche Weise wie Nickel allergische Reaktionen aus. Sie sind oft gemeinsam mit Nickel in vielen Gegenständen, daher kommt es häufig zu einer »Kopplungsallergie«, d. h. zu einer Sensibilisierung auch gegen diese Metalle.

Kobalt finden Sie unter anderem in blauen Tätowierungen, blauer Kosmetik, Drucktinte, Leinölfirnis, Kobaltoxid als Farbstoff in frischen Malfarben, Porzellan- und Emaillearbeiten oder Zahnprothesen.

Chrom kommt als Chromsalz (Chromat) in Streichhölzern, Bohnerwachs, Schuhcreme, Wasch- und Bleichmittel, Gerbmittel, grünen Tätowierungen, Maurer- und Heimwerkermaterial (Zement, Kleber ...), technischen Ölen und Fetten, Gefrierschutz, Rost- und Holzschutzfarben, Beize, Foto- und Laborchemikalien, Tinte, Kugelschreiberfarbe und als Pigment in Farben und Glasuren vor.

Der Werkstoff Nickel

Das chemische Element Nickel wurde 1751 in Stockholm von dem schwedischen Chemiker Axel Frederic Cronstedt »entdeckt«. Das silberweiße Metall kommt in der obersten Erdkruste in einem Anteil von etwa 0,15 Promille vor. Nickel wird überwiegend aus Erzen wie beispielsweise Nickelmagnetkies gewonnen.

Nickel hat als Werkstoff eine große Bedeutung und ist daher weit verbreitet: Das Metall ist hart, lässt sich aber dennoch gut verformen, ohne zu brechen, es ist beständig gegen Luft, Wasser und verdünnte Säuren und lässt sich gut polieren.

Nickel wird zur Stahlveredelung und für viele Legierungen verwendet. Ein Zusatz von mindestens acht Prozent Nickel macht Stahl korrosionsbeständig und verbessert weitere Materialeigenschaften, besonders bei niedrigen Temperaturen. Legierungen, die aus Nickel und anderen Metallen wie z. B. Kupfer, Chrom, Eisen und Molybdän bestehen, werden auch »Nickelbasislegierungen« genannt. Sie zeichnen sich durch gute Hitze- als auch Korrosions- und Säurebeständigkeit aus. Legierungen aus zwei Drittel Nickel und einem Drittel Kupfer werden deshalb in Beizanlagen, chemischen Apparaturen oder Meerwasseranlagen eingesetzt. Nickel ist als Werkstoff sehr gut einsetzbar, weil es eine ausgezeichnete Beständigkeit in vielen alkalischen Medien und gute mechanische Eigenschaften in einem weiten Temperaturbereich hat.

Nickel wird als Drahtmaterial für Widerstände, für Elektroden in Akkumulatoren, aber auch in der Lebensmittelindustrie als Katalysator zur Fetthärtung verwendet. In chemischen Labors findet sich das Metall aufgrund seiner Beständigkeit in vielen Apparaturen.

Nicht rostender Stahl »V2A« enthält acht Prozent Nickel, »V4A«, der vor allem als rostfreier Edelstahl in Kochgeschirr verwendet wird, rund zehn Prozent.

Auch für die Schmuckindustrie sind nickelhaltige Legierungen von Bedeutung. Edelmetalle wie Gold wären ohne den Zusatz von unedlen Metallen wie Nickel viel zu weich, um sie zu Schmuck zu verarbeiten.

Nickelhaltige Gusslegierungen mit einem Nickelanteil von 50 Prozent, etwa 20 Prozent Chrom und ebenfalls erwähnenswerten Mengen an Kobalt, Titan, Aluminium und Eisen sind für besonders hohe Beanspruchungen und Temperaturen geeignet. Sie werden verwendet, um Federn, Drahtformen, Befestigungen, Leuchtmittel oder auch implantierbare Drähte herzustellen.

Grundsätzlich ist aber nicht entscheidend, wie viel Nickel in einem Gegenstand vorhanden ist, sondern wie viele Nickelionen freigesetzt werden und so als Allergen wirken können. Hohe Temperaturen, Säuren oder Detergenzien in Reinigungsmitteln erhöhen die Freigabe. Auch Körperschweiß führt zu einer erhöhten Abgabe, dies erklärt die enorme Sensibilisierung auf nickelhaltigen Schmuck.

Was Sie noch wissen sollten:
Durch die Bedarfsgegenständeverordnung und das schweizerische Bundesgesetz über Gebrauchsgegenstände wird festgelegt, dass nickelhaltige Bedarfsgegenstände, die unmittelbar und länger mit der Haut in Berührung kommen, nur dann verkauft werden dürfen, wenn sie nicht mehr als 0,5 µg Nickel / cm^2 / Woche freisetzen. Studien haben darauf hingewiesen, dass unter diesem Grenzwert selten allergische Reaktionen auftreten. Allerdings spielen Faktoren wie Kontaktzeit, Allergenkonzentration, Hautbeschaffenheit oder auch Kontaktstelle eine mitentscheidende Rolle.

Nickelanteil im Boden und in Pflanzen

Nickel ist ein natürlicher Bestandteil des Erdgesteins und deshalb in unterschiedlichen Konzentrationen sowie Elementverteilung in allen Böden enthalten. Durch lokale und regionale Unterschiede kann der Gehalt variieren. Verwitterung, Bodenumwälzung oder Verlehmung führen zu einer Ab- oder Anreicherung von Metallen in den einzelnen Bodenschichten. Tonböden besitzen wegen der stärkeren Bindungskraft der Teilchen eine höhere Nickelkonzentration als Lehm- oder Sandböden.

Düngen (auch mit nickelhaltigen Düngemitteln) und chemischer Pflanzenschutz führen zu erhöhten Nickelkonzentrationen im Ackerboden. Der Düngemittel-Grenzwert für Nickel in Klärschlamm beträgt bei Tonböden 60 mg/kg, Lehmböden 45 mg/kg und Sandböden 25 mg/kg. Für Kompost, der auf den Böden ausgebracht wird, gelten Nickel-Höchstwerte zwischen 75 und 15 mg/kg, je nach Bodenart.

Bodenbakterien benötigen Nickel als notwendigen Bestandteil bestimmter Enzyme (Ureasen), um Harnstoff aus Mist und Jauche zu Kohlendioxid und Ammoniak abzubauen. Die Enzyme sind für den Stickstoffkreislauf im Boden wichtig. Für die meisten Pflanzen wirken erhöhte Nickelkonzentrationen im Boden jedoch toxisch, d. h., sie rufen Schäden im pflanzlichen Organismus hervor, z. B. Wachstumshemmungen, verminderte Keimfähigkeit oder absterbende Gewebeteile.

Neben den Bodeneigenschaften bestimmt auch die Pflanzenart sehr stark den Nickelgehalt. So weisen Leguminosen (Hülsenfrüchte) in der Regel höhere Nickelwerte auf als einkeimblättrige Pflanzen wie Getreide und Lauchgewächse. Nickel speichert sich außerdem mehr in den Samen, als in den Pflanzenteilen. Leguminosen wie Bohnen, Erbsen und Linsen, aber auch Getreide, Kakaobohnen, Nüsse sowie blattreiche Gemüsearten enthalten besonders viel Nickel. Den Nickelgehalt einzelner Lebensmittel erfahren Sie im Internet beispielsweise unter www.nickelgehalt.de bzw. www.nickelfrei.de. Dort habe ich eine alltagstaugliche Nickelwerteliste veröffentlicht.

Was Sie noch wissen sollten:
Weitere »moderne« Nickelquellen sind Granitböden, Granitarbeitsplatten und andere Natursteine wie Schiefer. Granit enthält bis zu 7000 µg Nickel pro Kilogramm. Durch normalen Abrieb, aber auch durch Beschädigungen durch herabfallende Gegenstände, wird der ansonsten sehr robuste Granit aufgebrochen. Die Empfehlung des Deutschen Allergie- und Asthmabundes lautet für Nickelallergiker: Im Haus mit Granitboden nur Schuhe bzw. Hausschuhe tragen, nicht barfuß laufen und so direkten längeren Hautkontakt meiden. Schneide- oder Frühstücksbrettchen aus Granit oder Schiefer sind für Nickelallergiker fatal. Auf solche »innovative« Neuheiten sollten Sie verzichten!

Nachfolgend sind die typischen Vorkommen von Nickel und die wichtigen Ausweichmöglichkeiten genannt. Diese beruhen auch auf eigener Erfahrung und sind im täglichen Leben gut anzuwenden.

Vorkommen in Schmuck

Edelmetalle wie Gold oder Silber können zur Herstellung von Schmuck meist nicht in reiner Form verwendet werden. Erst eine Legierung mit unedlen Metallen wie Nickel führt zu den Materialeigenschaften, die eine Verarbeitung möglich machen. Durch Nickel wird Silber- und Goldschmuck gehärtet, bei Gold sorgt es zudem für eine Aufhellung der Farbe.

Für Weißgold wird Gold mit anderen Edelmetallen wie Silber, Palladium, Platin oder mit Nickel legiert. Nickelweißgold (unedles Weißgold) ist eine relativ preiswerte Legierung aus Gold, Nickel und Kupfer, manchmal auch mit Zink. Da es zum Vergilben neigt, wird es meist zusätzlich »rhodiniert«, d. h. mit dem Platinmetall Rhodium überzogen. Die Rhodinierung von Nickelweißgold bietet dem Allergiker jedoch keinen Schutz. Trotz der Beschichtung können noch Nickelsalze an die Haut abgegeben werden.

Bei der Herstellung von Palladiumweißgold (edles Weißgold) wird Nickel meist durch Palladium ersetzt. Beim Kauf sollte allerdings darauf geachtet werden, dass es sich tatsächlich um eine nickelfreie Legierung handelt.

Bezeichnungen wie »585er-Gold« geben keine Auskunft über die verwendeten Legierungen. Es ist lediglich ersichtlich, dass der Schmuck zu 58,5 Prozent aus Gold hergestellt ist. 333er-Gold enthält in fast allen Fällen Nickel, in 585er- oder noch hochwertigerem Gold kann Nickel als Bestandteil der Legierung vorkommen. Deshalb sind diese Schmuckstücke oft unverträglich.

Eine mögliche Alternative zu Weißgold ist Sterlingsilber, das Material darf aber nicht galvanisch (d. h. unter Einsatz von Nickelsalzen) behandelt sein. Auch sogenannter Chirurgenstahl oder medizinische Ohrringe enthalten, wenn auch niedrige Mengen, Nickel. Gelbgold, eine Legierung aus Gold, Silber und Kupfer, enthält in der Regel kein Nickel, da es hier nicht erwünscht ist, die goldene Farbe aufzuhellen. Platin und Titan sind absolut nickelfrei, ebenso der kostspielige Ersatz Palladium.

Es gibt eine Kennzeichnungspflicht, wonach die Schmuckteile, die mehr als 0,5 µg Nickel pro cm^2 pro Woche abgeben, mit dem Aufkleber »Erzeugnis ist nickelhaltig« versehen werden müssen. Dies gilt aber nicht in allen Ländern und Kontrollen sind schwierig – also nichts an Schmuckverkaufsständen auf Jahrmärkten kaufen! Schmuck sollte nur im Fachgeschäft gekauft werden, dort kann man Ihnen die Garantie einer nickelfreien Verarbeitung geben.

Mittlerweile haben sich einige Schmuckversandhändler auf chrom- und nickelfreien Schmuck (beispielsweise Trauringe, Gürtelschnallen) spezialisiert. Dort erhalten Sie Ansichtskataloge und Informationen zur Zusammensetzung des Materials der Kollektionen. Daneben gibt es im Internet aber auch sündhaft teure Angebote nickelfreier Schmuckstücke, z. B. aus Glas oder Holz. Mit Verlaub – die bekommen Sie billiger in jedem gut sortierten Juwelierladen. Glas oder Holz war noch nie nickelhaltig, da möchte jemand nur gute Geschäfte machen. Dass die künstlerische Arbeit bezahlt werden muss, ist klar, aber mit etwas werben, was offensichtlich kein spezieller Vorteil ist? Für mich sieht das nach »Abzocke« aus.

Was Sie noch wissen sollten, um einer Allergie vorzubeugen:

- Familien- und Zwillingsstudien haben gezeigt, dass Verwandte ersten Grades eines Nickelallergikers ein besonders hohes Risiko tragen, ebenfalls an einer Nickelallergie zu erkranken.
- Vor allem wenn schon Allergien oder eine Neigung zu Unverträglichkeitsreaktionen bekannt sind, sollten Eltern sich genau überlegen, ob ihre Kinder schon im zarten Kleinkindalter durch Ohrschmuck auffallen müssen und ob sie ihre pubertierenden Söhne und Töchter nicht vielleicht doch vom Piercing abhalten können.
- Soll Ihr Kind zum ersten Mal bzw. bereits in jungen Jahren Ohrringe bekommen, so wählen Sie am besten, auch wenn sie teurer sind, Ohrringe aus Palladium, Titan oder Platin. Das Risiko einer Sensibilisierung wird so vermieden.
- Das gilt auch für Jugendliche, die partout ein Bauchnabelpiercing oder Ähnliches haben möchten. Lieber etwas mehr Geld anlegen, als später die Folgen einer Sensibilisierung tragen.

Uhren

Bei Armbanduhren hilft es, die auf der Haut liegende Fläche der Uhr mit einer Klebefolie zu bedecken, wie sie bei Brillen zum Abdecken eines Glases benutzt wird. Die Folie ist beim Optiker oder beim Augenarzt erhältlich. Geeignet ist auch lösungsmittelfreie Klebefolie aus dem Bastelladen.

Nagellack aufzubringen, ist dagegen keine gute Lösung, weil dessen Inhaltsstoffe von der Haut aufgenommen werden können und dann wieder andere Unverträglichkeiten auslösen. Auch sogenannte Schutzlegierungen lösen sich z. B. durch Schweiß und Wärme sehr schnell auf. Bei einem gut gefüllten Portemonnaie können Sie natürlich auf Platin oder Titan ausweichen.

Beim Armband wählen Sie am besten ein pflanzlich gegerbtes Lederarmband (Blankleder, Nubuk, Anilin, Semi-Anilin, Velours, Nappa, Vollleder). Geeignete Materialien für Metallarmbänder sind Platin oder Titan.

Brillengestelle

Für Nickelallergiker sind (Büffel-)Horngestelle immer geeignet. Metallfassungen bestehen häufig aus Kupfer-Nickel-Legierungen. Nickelfreie Legierungen sind schwieriger zu verarbeiten und deshalb teurer. Unbedenkliche Metallfassungen sind auch Produkte aus Zinnbronze (Bügel- und Backenwerkstoff), Berylliumbronze (CuBe2, für dünne Randprofile, Brücken, Bügel, Backen), Titanbronze (CuTi2Cr0.5, für komplette Fassungen und Einzelkomponenten), High-Nickel (NiCr15Fe7, spezieller Edelstahl mit hohem Chromgehalt, der Nickel bindet), Reintitan (für komplette Fassungen und Fassungskomponenten; Titan kann zur Hälfte aus Titan und Nickel bestehen, in diesen Fällen soll laut Hersteller das Nickel in unlöslicher Form eingebunden sein), TiV22A14 (für hochelastische Fassungskomponenten), Aluminium als AlMg1Si1, eventuell Kobalt als CoCr20.

Nickelbronze (CuNi15Sn8) wird für dünne Randprofile, Brücken, Bügel und Backen eingesetzt, der Nickelanteil kann 15 Prozent betragen, bei Hautkontakt ist deshalb eine Beschichtung notwendig.

Außer Kunststofffassungen, die ab einer bestimmten Dioptrie eher wie Mühlsteine auf das Nasenbein einwirken, steht Reingold (Doublé) als Fassungswerkstoff ebenso zur Verfügung wie Holz oder Rhodium als dichte Oberflächenschutzschicht.

Kunststoffgestelle, die ausschließlich aus Polyamid, Acrylglas, Epoxidharz oder Celluloseacetat bestehen, sind nicht zu empfehlen, da sie allergieauslösende Stoffe (Epoxidharz) und/oder Weichmacher (Celluloseacetat) enthalten. Auch können darin enthaltene Farbstoffe, UV-Absorber,

PVC in Nasenauflagen (Pads) und Bügelendstücken Allergien auslösen. Unbedenklich sind Pads aus Silikon. Ohne Weichmacher wird mikrokristallines PA hergestellt, ein Polyamid für besonders kratzfeste Linsen, Gläser und Brillenfassungen, das auch frei von UV-Absorbern ist.

Achtung: Die Polyamid-Werkstoffe PA 12 (dünnwandige hochwertige Fassungen) und PA 66 (Glashaltefaden bei Halbrandfassungen) können Weichmacher enthalten.

Hersteller oder Optiker geben auf Nachfrage meist detaillierte Auskunft über das verwendete Material.

Ein Schwachpunkt ist die gesetzliche Regelung: »... bei bestimmungsgemäßem Gebrauch ...« Bei einer korrekt angepassten Brillenfassung sollten die Berührungsstellen ausschließlich im Bereich der Bügelanlage und der Nasenauflage vorhanden sein. Diese Bereiche müssten gemäß der Gesetze und Verordnungen aus nichtallergenen Materialien sein. Aber: Viele Brillen sitzen eben nicht optimal, d. h., sie berühren auch den Wangen- oder Schläfenbereich. Also können Materialien, die durchaus zulässig sein können, weil sie bei bestimmungsgemäßem Gebrauch die Haut des Allergikers nicht berühren, nun doch Hautkontakt erhalten und dadurch auch allergische Reaktionen auslösen.

Was Sie noch wissen sollten:
Brillen mit dem CE-Zeichen dürfen Nickel enthalten, aber nicht abgeben! Bei älteren, abgenutzten Brillenbügeln kann es aber dennoch passieren, dass Nickel freigesetzt wird – Sparsamkeit ist daher in diesem Fall nicht sinnvoll! Vorsicht auch bei »billigen« Fassungen: Hier wird aus Kostengründen gern auf Schutzlacke verzichtet.

Zahnersatz, Zahnspangen und Implantate

Ob durch Verschleiß oder Unfall, auch der Nickelallergiker kann in die Situation kommen, dass ein Implantat eingesetzt werden muss, beispielsweise als Zahnersatz, im Hals-Nasen-Ohren-Bereich oder als Gelenk.

Brennen, Jucken sowie Schleimhautschwellungen im Mund- oder Rachenbereich, metallischer Geschmack auf der Zunge weisen auf mögliche Unverträglichkeit bei Zahnspangen, Zahnersatz (z. B. Brücken) sowie sonstigen Prothesen im HNO-Bereich hin. Dann ist es wichtig, den Arzt zu informieren, auf eventuelle Probleme hinzuweisen, mit dem Arzt und der Krankenkasse intensiv abzusprechen, ob und welches Ersatzmaterial genommen werden kann. Hier bietet sich immer Titan an.

Ältere Prothesen können noch das sogenannte Neusilber, eine Kupfer-Zink-Nickel-Legierung, enthalten.

Die Verwendung einer nickelhaltigen Brücke stellt einen zahnärztlichen Kunstfehler dar, wenn zuvor nicht der Verdacht einer Allergie geklärt wurde. Der Zahnarzt verletzt in diesem Fall seine therapeutische Aufklärungspflicht, wenn er nicht im Fall eines Verdachts zu einem nickelfreien Zahnersatz rät.

Die Anforderung an Werkstoffe für medizinische Instrumente ist bei Implantaten sehr hoch, da diese im Körper verbleiben. Implantatwerkstoffe in der Knochenchirurgie müssen unter anderem gewebeverträglich sein, die Auswahl ist beschränkt auf rostfreien Stahl, Legierungen auf Basis von Titan oder Kobalt, selten auch Niob, Tantal oder Zirkonium.

Neue, verbesserte Legierungen können zwar Schwachstellen minimieren, sind aber in Zeiten von Sparmaßnahmen oft eine unüberwindliche Hürde beim Preis. Gerade Materialeigenschaften und auch möglicher Abrieb sind entscheidend für die Dauerhaftigkeit und Verträglichkeit des Implantats, hiervon hängt auch die einsetzende Entzündungsantwort des Körpers auf das OP-Trauma oder die Reaktion auf das Fremdmaterial ab. Bei Neigung zu Unverträglichkeiten oder einer bereits bekannten Metallallergie muss das Material besonders sorgfältig ausgewählt werden.

Symptome einer Implantatallergie sind z. B. lokal begrenzte oder ausgedehnte Ekzeme, Urtikaria, Schwellungen, Ergüsse, Wundheilungsstörungen, Implantatlockerungen oder bakterielle Knochenentzündungen.

Viele Nickelallergiker haben aber auch mit einem Implantat aus nickelhaltigem Werkstoff keine sichtbaren Komplikationen.

Ein Allergietest (epikutan) auf Metalle im Vorfeld einer OP ist nur bedingt aussagefähig, da sich die Unverträglichkeit auch erst nach der Implantation bilden kann. Wenn bereits eine Allergie auf Nickel und/oder andere Metalle bekannt ist, haben Sie ein sehr gutes Argument für die Krankenkasse, Ihnen (teureres) Ersatzmaterial zu bewilligen.

Bis zu 18 Prozent der Bevölkerung sind gegen Nickel, bis zu fünf Prozent gegen Kobalt und Chrom sensibilisiert, Angaben zu Patienten mit einer tatsächlichen Implantatallergie gibt es aber kaum. Sicher auch ein

Problem der mangelnden Information bzw. der vielfältigen Symptome, die nur ein geschulter Arzt als allergische Reaktion deuten wird. Wenn sich der Verdacht auf Implantatallergie erhärtet, sollte das Implantat entfernt werden, eine Beschwerdefreiheit wäre dann die Bestätigung der Diagnose einer (Nickel-)Implantat-Allergie.

Was Sie noch wissen sollten:
Der Antrag auf Übernahme eventueller Mehrkosten sollte unbedingt vor der Behandlung gestellt werden! Sprechen Sie mit Ihrem Arzt und der Krankenkasse frühzeitig über diese Problematik und legen Sie Ihren Allergiepass, ein vorhandenes Testergebnis oder die Bestätigung des behandelnden Allergologen vor.

Gelenkersatz

Metallallergien spielen beim Versagen von Endoprothesen aus Metall eine bisher noch wenig beachtete Rolle. An der Universität München nahmen 16 Patienten an einer Studie teil, bei denen nach dem Einsetzen einer Totalendoprothese eine erneute Operation durchgeführt werden musste. Es zeigte sich, dass bei 13 von 16 Patienten eine systemische Sensibilisierung gegen die eingesetzte Metallprothese nachgewiesen werden konnte.

Als absolut allergenfrei gelten der Werkstoff Oxinium (97,5 % Zirkonium, 2,5 % Niob) und Titan. Oxinium ist aber sehr teuer, deshalb sollte vor der Behandlung der Einsatz von Oxinium mit der Krankenkasse abgesprochen bzw. ein Allergietest vorgelegt werden. Oxinium ist bruchsicher, aber trotzdem biegsam und wie Titan biokompatibel, d. h., es reagiert nicht mit der Schleimhaut. Achtung: Bei der Operation muss auch das übrige OP-Material nickelfrei sein!

Titan gilt ebenfalls als Werkstoff ohne Allergierisiko. Es kann aber unter Umständen Spuren von Nickel enthalten. Bei einer trotzdem auftretenden vermeintlichen Titanunverträglichkeit sollte nach versteckten anderen Metallen wie Nickel, Chrom oder Kobalt gesucht werden. Im Fall einer Patientin mit einem Titan-Kleinfragment-Implantat im Sprunggelenk kam es zu einem lokalisierten Ekzem und einer Wundheilungsstörung. Nach Entfernen des Implantats heilte das Ekzem rasch ab. Wie sich im Test herausstellte, hatte die Patientin eine ausgeprägte Kontaktallergie gegen

Nickel. Mittels Atomabsorptions-Spektrometrie konnte nachgewiesen werden, dass die Titanplatte zwar kein Nickel abgab, wohl aber die verwendeten Unterlegscheiben und Schrauben. Diese versteckte Exposition wurde somit als Auslöser der Metallallergie dingfest gemacht.

In der Schweiz und einigen anderen Ländern ist der Einsatz von Nickel in OP-Instrumenten, Ersatzgelenken oder anderen Implantaten verboten. Daher empfiehlt es sich, bei vorhersehbaren Operationen und einer ausgeprägten Nickelallergie nicht nur im eigenen, sondern eventuell auch im Nachbarland nachzufragen und gegebenenfalls auszuweichen.

Infusionslösungen, Spritzen, Sondennahrung

Nickel kann über den Kontakt mit Edelstahl oder anderen nickelhaltigen Verbindungen in Infusionslösungen, Sondennahrungen oder Injektionslösungen gelangen. Nickelsalze können außerdem zur Verbesserung der Löslichkeit zugesetzt werden. Infusionslösungen, auch wenn sie laut Inhaltsangabe nur aus einer Substanz bestehen, können Nickelverbindungen als Katalysator enthalten. Auch besteht die Infusionsnadel an sich meist aus einem nickelhaltigen Material. Nickel kann sich auch hinter dem Begriff »Wasser für Injektionszwecke« oder »gereinigtes Wasser« verstecken.

Deshalb sollte der Arzt immer von der Nickelallergie unterrichtet werden, denn heftige, z. T. anaphylaktische Reaktionen sind möglich. Dass dies eine durchaus relevante Rolle spielen kann, wurde mir in der Beratung durch einige sehr empfindliche Nickelallergiker bestätigt, die starke Reaktionen beispielsweise nach Grippeschutzimpfungen, Infusionen oder Sondenernährung nach Operationen erleiden mussten. Besonders sensible Nickelallergiker sollten sich daher im Bedarfsfall von ihrem Arzt beraten lassen und diesen bitten, sich beim Hersteller der Lösungen nach geeigneten Alternativen zu erkundigen.

Verhütungsmittel

Auch ein Pessar (Diaphragma) kann Nickel abgeben und dadurch ein Ekzem auslösen. Die Latexmembran ist auf einen flexiblen Drahtring, der Nickel enthält, gespannt. Bei bestehender Diagnose oder auch nur dem Verdacht auf Nickelallergie müsste auch die Verhütungsfrage neu überdacht werden, wenn bislang ein Pessar verwendet wurde. Als Alternative kann eventuell ein metallfreier Verhütungsring aus Kunststoff mit einer niedrigen Östrogendosierung in Frage kommen.

Die Spirale aus Kupfer ist bei einer Nickelallergie ebenfalls nicht als Verhütungsmittel geeignet.

Salben, Kosmetik

Nickel in Kosmetik verbirgt sich auch unter den Bezeichnungen Nickelsulfat, Nickelsalz, Oxid, z. T. Chromsalz (schwarze Farbe), hier besteht die Gefahr von Nickelbeimischung bzw. einer Kopplungsallergie. Gut deklariert sind in der Regel die Produkte von Naturkosmetikherstellern.

Tipp: Eine Postkarte genügt (oder Internetanschluss) und der Hersteller nennt Ihnen meist Produkte ohne Nickelanteile. Ich persönlich lasse mir immer solche Produkte nennen, die frei von Nickel, Perubalsam und Duftstoffen (da habe ich auch so meine Probleme) sind, so kann ich meine wenige Kosmetik relativ unbedenklich benutzen.

Textbeispiel: »Ich vertrage .... nicht. Bitte nennen Sie mir Produkte Ihrer Firma, die frei von diesen Bestandteilen sind.«

Bei starken Reaktionen auf Nickelsulfat muss man sich abgewöhnen, wahllos Creme- oder Kosmetikpröbchen zu sammeln und zu verwenden – über den Inhalt Bescheid zu wissen, ist wichtiger als die kostenlose Probe.

Was Sie noch wissen sollten:
Proteine aus stark nickelhaltigen Lebensmitteln wie Spargel *(Asparagus officinalis)*, Walnuss *(Juglans regia)*, Sojabohne *(Glycine soja)* oder Süßkirsche *(Prunus avium)* können Bestandteile von Kosmetikprodukten sein, diese können dann auch Spuren von Nickel enthalten. Sojabohnenextrakte werden auch in Medikamenten *(Tocophyl)* und Narkosemitteln *(Propofol)* verwendet.

Münzen

Mit der Einführung des Euros bekamen Nickelallergiker neue Probleme. Personen, die beruflich viel mit Münzen in Berührung kommen, sind vor allem betroffen. Besonders nickelhaltig sind die silberfarbenen 1- und

2-Euro-Münzen (25 Prozent Nickelanteil). Diese Münzen weisen eine Bimetallstruktur auf (gelbe Nickel-Messing-Legierung, weiße Kupfer-Nickel-Legierung). Zwischen der inneren Scheibe und dem äußeren Ring wird beim Hautkontakt (mit einem schwitzenden Finger) ein elektromagnetisches Potenzial aufgebaut und die Euro-Münzen geben dadurch in sehr großen Mengen Nickelionen ab. Für Betroffene gibt es lediglich die Möglichkeit, den Hautschutz zu optimieren. (Geregelt wird dies über die Berufskrankheiten-Verordnung der Einzelhandels-Berufsgenossenschaft.) Im Laufe der Zeit wird sich der hohe Nickelgehalt aber hoffentlich ebenso abgreifen, wie das bei den bisherigen Münzen der Fall war.

Wissen Sie, warum so viel Nickel in den Euro-Münzen steckt? Die Ärzte- und Allergologenverbände gingen davon aus, dass die Gefährdung durch Nickel bekannt ist und der Stoff automatisch gemieden bzw. ersetzt wird, aber dem war nicht so! Als das Dilemma bekannt wurde, war die Münzprägung schon zu weit fortgeschritten.

Piercing, Tattoos

Unkontrolliertes Body-Piercing und Tattoos mit nickelhaltigen und -freisetzenden Metallen oder Farben steigern das Risiko, eine Nickelallergie zu entwickeln. Während früher vor allem Frauen von der Nickelallergie betroffen waren, steigt die Sensibilisierungsrate daher inzwischen auch bei Männern.

Lassen Sie sich bei Ihrer »Selbstverstümmelung« garantieren, dass das verwendete Material fürs Piercing nickelfrei ist und beispielsweise aus Titan besteht – oder überlegen Sie sich, ob Sie nicht besser ganz darauf verzichten. Im Übrigen sollte man sich das Piercing-Studio genau anschauen und darauf achten, dass dort auf Hygiene und Beratung ausreichend Wert gelegt wird. Denn piercen darf im Grunde genommen jeder, der die Materialien dazu hat.

Auch Piercings, die mit einer Rhodiumschicht überzogen sind, können noch relevante Nickelmengen freisetzen (siehe dazu Seite 39).

Beim »Bindi«, einem roten Stirnmal, das traditionell von verheirateten indischen Frauen getragen wird und bei uns ein beliebtes Modeaccessoire ist, wurden Allergien auf Nickel sowie auch auf die verwendeten Textilfarben (DB 106 und 124) festgestellt. Des Weiteren kann es zu ausgeprägter Pigmentierung und anderen unerwünschten Nebenwirkungen kommen.

Gewarnt wird auch vor sogenannten »schwarzen Tattoos« mit Black-Henna-Extrakten, sie enthalten unter anderem Perubalsam, der neben Nickel zu den stärksten Allergenen gehört.

Kochgeschirr und Gebrauchsgegenstände aus Edelstahl

Edelstahltöpfe werden meist aus Chrom-Nickel-Stahl hergestellt. Beim Kochen können Nickelsalze ins Essen übergehen. Ob dies geschieht und in welchem Ausmaß, ist unter anderem von der verwendeten Stahllegierung, der Kochdauer und dem Säuregehalt der Speisen abhängig.

Sind die Töpfe und anderes Kochgeschirr aus Edelstahl älter als fünf Jahre und in ständigem Gebrauch gewesen, können sie auch bei festgestellter Nickelallergie meist weiterverwendet werden. Die Nickelsalze sind mittlerweile vermutlich gut »ausgekocht«. Ganz sicher können Sie sich aber nicht sein, da der früher verwendete rostfreie Edelstahl teilweise erheblich mehr Nickelsalze an die Speisen abgegeben hat. Entscheiden Sie bitte selbst!

Bei Neuanschaffungen sollte sofort auf nickelfreie Ware geachtet werden. Die Hersteller von Edelstahltöpfen bieten inzwischen gute Alternativen für Nickelallergiker an. Lassen Sie sich dazu im Fachhandel beraten oder fragen Sie direkt beim Hersteller nach.

Als Alternative bieten sich Emaille-, Glas- oder Glaskeramikprodukte an. Gute Dienste leistet auch der Römertopf aus Ton. Vor allem bei der Zubereitung säurehaltiger Lebensmittel wie Sauerkraut, Spinat, Rhabarber oder Johannisbeeren sollte auf Geschirr aus Emaille oder Glas ausgewichen werden. Die in den Lebensmitteln enthaltene Zitronen- oder Oxalsäure kann eventuell vorhandenes Nickel aus dem Kochgeschirr herauslösen.

Tipp: Emailletöpfe sind schnell verkratzt, deshalb grundsätzlich immer Holz- oder Kunststofflöffel zum Rühren nehmen!

Küchengeräte wie Schneebesen sollten aus Holz oder Plastik bestehen (vor allem die Griffe), soweit sie nicht direkt nickelfrei erhältlich sind. Auch bei Küchenmessern oder beim Essbesteck sollte auf Nickelfreiheit geachtet werden.

Durch das Zerkleinern oder die sonstige Zubereitung von Speisen mit nickelhaltigen Geräten kann Nickel freigesetzt werden, dies kann z. B. die Verwendung von Fertiggerichten oder häufiges Essen im Restaurant oder in der Kantine zu Problemen werden lassen. Wie wir alle wissen, strotzen »moderne« Küchen ja geradezu vor blitzenden Edelstahlgeräten.

Auch an vielen anderen Stellen kommt Edelstahl zum Einsatz. Aber Tür- und Fenstergriffe, Armaturen, Schreibutensilien und vieles mehr gibt es auch aus Holz, Keramik, Kunststoff bzw. mit Kunststoffüberzug. Nickelfreie Nähutensilien von Schere über Nähnadel bis Reißverschlüsse und Co. finden sich im Fachhandel in genügender Auswahl, einige ausgewählte Bezugsquellen finden Sie im Anhang auf Seite 191.

Wasserkocher und Kaffeemaschinen

Auch die Zubereitung heißen Wassers ist nicht unproblematisch. Geräte mit offener Heizspirale und Tauchsieder können beim Kochen Nickel abgeben, sodass Werte über dem zulässigen Grenzwert für Nickel im Trinkwasser von 20 µg / l gemessen werden können. Dies gilt besonders für preisgünstige Produkte mit Heizspiralen aus Kupferrohr, die mit Chrom-Nickel beschichtet sind.

Am besten geeignet sind Glas- und Keramikwasserkocher (über den Fachhandel zu beziehen), aber auch innen beschichtete Wasserkocher mit einer verdeckten Heizplatte sowie Emaille-Wasserkessel.

Den Wasserkocher sollten Sie nicht zu oft entkalken, da nach dem Entkalken z. T. sehr hohe Nickelwerte im Wasser gemessen werden können – deshalb auch immer erst einige Durchläufe starten, bevor das heiße Wasser aus dem entkalkten Gerät verwendet wird. Wärmen Sie dabei immer nur frisch eingefülltes Wasser auf, Restwasser sollte weggegossen werden.

Kaffee brühen Sie am besten per Hand mit einem Plastikfilter auf. Herkömmliche Kaffeemaschinen und die modernen Kaffeevollautomaten sind für Nickelallergiker ab einer Menge von mehr als zwei Tassen täglich problematisch.

Bei sehr hartem Trinkwasser ist es sinnvoll, einen Wasserfilter zu benutzen. Zum Warmhalten des Kaffees sind Thermoskannen mit Glaseinsatz zu empfehlen.

Bügeleisen

Vorsicht auch beim Bügeln mit Wasserdampf! Die hierdurch freigesetzten Mengen reichen durchaus, um z. B. Übelkeit, Juckreiz, Kopfschmerz auszulösen.

Eine gute Alternative: Wasserdampf ausstellen, die Wäsche einfach mit der Hand anfeuchten oder sogenannte Sprühdosierer nehmen. Da kommen auch alte Schätzchen ohne Schnickschnack anstelle moderner Hightech-Bügeleisen mit Dampfstation wieder zur Geltung.

Mundstücke für Musikinstrumente

Eine Nickelkontaktallergie auf Musikinstrumente äußert sich durch Ekzeme an den Händen, im Gesicht oder Lippenbereich bzw. im vorderen oder seitlichen Halsbereich (sogenannter »Geigerfleck«). Wenn ein Nickelallergiker beim Musizieren mit einem Blechblasinstrument Probleme bekommt, muss er dennoch nicht auf sein Hobby verzichten. Der Fachhandel bietet Mundstücke mit spezieller nickelfreier Gold- oder Silberlegierung, aber auch Mundstücke mit Kunststoffrand oder komplett aus Kunststoff an. Für Nickelallergiker sind außerdem Mundstücke aus Plexiglas, Kautschuk, Keramik, Holz, Aluminium und wahlweise aus Titan geeignet. Einzelstücke werden durch Instrumentenbauer und Werkzeugmacher angefertigt. Auch hier ist es sinnvoll, sich im Fachhandel beraten zu lassen.

Nickel wird auch in Gitarrensaiten oder Bünden verarbeitet, Alternativen dazu sind Saiten aus Rindersehnen, Darm, Kunststoff, Titan, Wolframdraht oder spezielle nickelfreie Legierungen. Nickelhaltige Bünde können durch Messing- oder Ebenholzbünde ersetzt werden. Alternativ ist auch der Umstieg auf Instrumente ohne Bunddrähte oder Metallbünde (z. B. »fretless« = bundlose Bassgitarren, E-Gitarren mit aufgeklebten, nickelfreien Stahlbünden) möglich. Einige Gitarrenbauer tauschen Silberbunddrähte durch Messingbunddrähte aus, dies ist allerdings eine sehr aufwendige Arbeit und daher kostspielig. Auch werden immer seltener Messingdrähte gewalzt.

Was Sie noch wissen sollten:
Nickel wird ebenfalls zum Einfärben von Musikinstrumenten eingesetzt.

Tabak

Nickelallergiker sollten das Rauchen unbedingt aufgeben bzw. sich nicht passivem Rauchen aussetzen! Ein Kilo Zigaretten enthält bis zu fünf Milligramm Nickel, davon werden 20 Prozent »in Rauch aufgelöst« und von »Unschuldigen« eingeatmet. Natürlich raucht niemand ein Kilo auf einmal und die eingeatmete Menge Nickel pro Zigarette ist verschwindend gering, aber die Masse macht's! Oral aufgenommener Zigarettenrauch kann unter anderem ein Handekzem auslösen.

Wer freiwillig oder unfreiwillig permanent Zigarettenrauch ausgesetzt ist, ob privat oder beruflich, kann da schon Probleme bekommen. Jeder Raucher muss für sich selbst entscheiden, ob er das Risiko, Lungenkrebs oder ein Raucherbein zu bekommen, auf sich nehmen möchte. Aber leider trifft es ja nicht nur die Menschen, die das Rauchen genießen, sondern auch Unbeteiligte. Liebe Raucher, auch wir passive Mitraucher werden davon krank! Raucher pochen ja manchmal auf die Erkenntnis, dass Rauchen eine anerkannte Krankheit ist. Nickelallergiker können diesen Anspruch auch erheben. Informationen zur Rauchentwöhnung erhalten Sie bei der Bundeszentrale für gesundheitliche Aufklärung (Adresse Seite 193).

Was Sie noch wissen sollten:
Nickel ist besonders in Verbindung mit Kohlenmonoxid giftig, die daraus entstehende Verbindung Nickelcarbonyl ist krebserregend und bildet sich bei jedem Zug an der Zigarette. Der toxische Stoff gefährdet nicht nur die Gesundheit des Rauchers, auch Passivraucher werden dadurch erheblich belastet.

Hobby

In Hobby und Beruf hat der Nickelallergiker viele Gelegenheiten, mit Nickel Kontakt aufzunehmen, so z. B. als Hobbygärtner mit Kunstdünger in jeder Form, Blumenerde oder Blumendraht. Bitte immer mit Handschuh arbeiten, das reduziert den Hautkontakt und verhindert auch bei gereizter oder rissiger Haut Infektionen!

Auch Bastler oder Künstler arbeiten beispielsweise mit nickelhaltigem Draht, Metallgegenständen oder kobalt-, chrom- und nickelhaltigen

Farben. Also: Hobby überdenken und nach Alternativmaterial suchen, z. B. im Spezialversandhandel für Allergiker (Adressen finden Sie im Anhang auf Seite 191).

Kleidung, Schuhwerk

Nicht nur Naturwarenhersteller achten heute vermehrt darauf, nickelfreie Reißverschlüsse oder Knöpfe zu verarbeiten. Fragen Sie gezielt im Einzelhandel nach oder achten Sie auf Hinweise im Versandkatalog. Vorsicht bei Applikationen oder Emblemen, sie könnten nickelhaltig sein. Man kann vorhandene Reißverschlüsse auch unterfüttern und Metallknöpfe gegen solche aus Kunststoff, Hirschhorn oder Perlmutt austauschen. Jeansknöpfe bekommt man auch mit nickelfreiem Überzug. Das Überkleben der Knöpfe mit Pflaster oder das Lackieren mit Klarlack sind keine Lösungen, da sie andere Probleme verursachen können (Latex im Pflaster, Allergene im Lack).

In der Lederwarenherstellung ist ein intensiver Kontakt mit Nickel oft Auslöser von Handekzemen. Herkömmlich hergestellte Lederwaren enthalten unter anderem Nickelsalze, die durch Schweiß oder Nässe freigesetzt werden können. Einen gewissen Schutz bieten Strümpfe, sofern diese nicht selbst allergisierende Stoffe wie Azofarbstoffe enthalten. Gute Alternativen sind pflanzlich gegerbte Leder- und Schuhwaren.

Metallische Teile in Schuhen können Ekzeme auslösen, sofern direkter Hautkontakt besteht. Nickel wurde auch in grünen Plastikschuhen (Gummistiefel, OP-Schuhe) gefunden. Die sogenannte Arbeitsstiefel-Dermatitis ist eine Folge der Kopplungsallergie auf Kobalt und Chrom.

Mobiltelefone

Bereits seit 1994 gilt eine europaweite Nickelrichtlinie mit Obergrenzen für die Nickelfreisetzungsrate von Gegenständen, die mit der Haut in Berührung kommen. Es gab aber lange Zeit keinen europaweiten Nickel-Grenzwert für Handys. Auf Initiative Dänemarks wurden 2009 auch Mobiltelefone dieser europäischen Nickelrichtlinie unterstellt. Untersuchungen haben aber ergeben, dass dennoch ein Teil der handelsüblichen Handys in nicht unerheblichem Maß Nickel freisetzt und die festgelegten Grenzwerte von 0,5 µg Nickel /cm² /Woche überschreitet. Sie enthalten so viel Nickel, dass sie eine Kontaktallergie auslösen können. Auch liegen mehrere Berichte über Kontaktdermatitiden im Gesicht und am Hals vor, die eindeutig auf häufige Mobiltelefonate zurückzuführen sind.

Drucker

Drucker und andere Bürogeräte können Nickel abgeben, besonders hohe Mengen werden direkt nach Einschalten des Geräts in der Aufwärmphase freigesetzt. Sorgen Sie immer für eine gute Durchlüftung des Raumes, in dem der Drucker steht. Eine Alternative kann ein Drucker sein, der mit Festtinte (Solid Ink) betrieben wird (sogenannter »Wachsdrucker«).

Weitere »Kontaktmöglichkeiten«

Bei vielen Gebrauchsgegenständen können Sie mit Nickel in Kontakt kommen, daher sollten Sie das Material vor dem Kauf oder der Benutzung unter die Lupe nehmen. Es gibt immer nickelfreie Alternativen, im Zweifelsfall fragen Sie im Fachhandel, direkt beim Hersteller oder bei einem Allergieberater bzw. einer -beraterin nach. Hier (ohne Anspruch auf Vollständigkeit) einige Beispiele für Kontaktmöglichkeiten:

Schlüssel, Schlüsselanhänger, Füllfederhalter, Hantelgriffe (soweit aus Metall bzw. mit Metallgriff oder -gehäuse), nasses Leder aller Art (auch Hundeleine), Taschenmessergriff, Seitenschneider, Tiegelzange, Spatel, Locher, Taschenrechner, Korkenzieher, Flaschenöffner, Rasierer oder Scherblatt, Nagelfeile, Haarspangen, Lockenwickler, Lippenstifthülsen, Wimpernformer, Getränkeflakons, Metall- oder Silbergriffe von Regenschirmen, Spazierstöcken, Verschlüsse von Textilien (Reißverschluss, Wäschehäkchen), Heilerde.

Berufswahl

Nickelallergiker (und Allergiker allgemein) sollten sich vor der Berufswahl z. B. beim behandelnden Allergologen oder beim speziellen Berufsberater des Arbeitsamtes über besonders belastende Berufe informieren. Gänzlich ungeeignet sind vor allem: Friseur, Juwelier/Schmuckdesigner,

Galvaniseur, Assistent im medizinischen und zahnärztlichen Bereich, Berufe in der Chemie-, Metall-, Elektro-, Textil-, Druck- und Papierindustrie und Berufe im Bauhandwerk.

In Extremfällen bleibt nur eine Umschulung. Sind nur einzelne Bereiche des Arbeitsplatzes betroffen, sollte man sein Recht auf Schutzmaßnahmen am Arbeitsplatz wahrnehmen und beispielsweise auf (vorbeugend latexfreie) Handschuhe, nickelfreies Arbeitsmaterial, Mundschutz usw. bestehen. Eventuell kann auch ein »Flüssighandschuh« sinnvoll sein. Dieser wird aufgesprüht und bietet für einige Stunden Schutz und hält auch mehrmaligem Händewaschen stand.

Der behandelnde Arzt informiert im Bedarfsfall (auch schon bei Verdacht) die Berufsgenossenschaft, sie sorgt dann für die allergiegerechte Ausstattung des Arbeitsplatzes. Nickel ist z. B. das berufstypische Allergen bei Juwelieren und in der Galvanik. Durch vielfache Reglementierungen, u. a. EU-Grenzwerte, INCI-Produktdeklarationen, aber auch Maximalkonzentrationen (MAK-Werte) am Arbeitsplatz sollte es gelingen, die Expositionen zu reduzieren.

Macht die Nickelallergie die Ausübung des Berufs unmöglich, so liegt die Beweislast beim Betroffenen. Die Anerkennung als Berufskrankheit kann nur gewährt werden, wenn die Sensibilisierung tatsächlich berufsbedingt eingetreten ist. Die versicherungsrechtliche Beurteilung, ob eine Sensibilisierung privat oder beruflich erworben wurde, wird bei Nickel aber fast unmöglich sein, da unzählige Nickelkontakte auch im Privatbereich möglich und krankheitsauslösend sind. Die Anerkennung nach BK 5101 (Kennzahl der Berufsgenossenschaft) ist so immer eine Einzelentscheidung.

In eigener Sache:
Meinem jüngsten Sohn wurde vom behandelnden Allergologen (ein absoluter Fachmann) geraten, den Beruf zu wählen, den er möchte. Sensibilisierungen können in jedem Beruf auftreten, als Allergiker ist man nie sicher, schließlich bleibt die Überempfindlichkeit immer bestehen. Wenn schon der Medizinische Dienst in einem Gutachten einem Allergiker abrät, Bürokaufmann zu werden, da ja der Kontakt mit Papier, Drucker, Akten, Teppichboden usw. zu einer Allergie führen könnte, was bleibt denn da?

Nickel in Nahrungsmitteln

Trinkwasser

Der Nickelgehalt des Trinkwassers kann beim örtlichen Wasserwerk erfragt werden. Bei Wasserhärten von 0 und 1 sind die Werte zu vernachlässigen. Die Nickelmengen, die durch das Trinkwasser aufgenommen werden, sind in aller Regel so gering, dass dadurch vermutlich keine pseudoallergische Reaktion ausgelöst werden kann. Nach der Trinkwasserverordnung liegt der Grenzwert für Nickel bei 20 µg / l.

Unter Umständen kann Nickel aber über den Wasserhahn ins Trinkwasser gelangen. Armaturen werden meist mit dünnen Schichten verschiedener Metalle überzogen. Es liegen allerdings keine gesicherten Informationen darüber vor, ob Nickelüberzüge auf trinkwasserberührten Flächen wie beispielsweise Wasserrohren oder Armaturen zu einer Sensibilisierung oder allergischen Reaktion führen können. Nach der Trinkwasserverordnung dürfen nur noch Legierungen mit einem Bleigehalt von weniger als drei Prozent und einem Nickelgehalt von weniger als 0,6 Prozent verwendet werden. Als unbedenklich gilt eine Rotgusslegierung aus Kupfer, Zinn und Zink bzw. eine Messinglegierung aus Kupfer und Zink.

Morgens, vor dem Waschen oder Kaffeeaufgießen, sollten Sie sicherheitshalber zunächst etwa einen Liter aus dem Wasserhahn ablaufen lassen (zum Blumengießen verwenden).

Nickelreiche Lebensmittel

Nickel speichert sich vor allem in der Haut oder Schale von Getreide, Hülsenfrüchten oder in Nüssen. Auch blattreiche Gemüsearten wie Kohl enthalten relativ viel Nickel. An sich wertvolle pflanzliche Lebensmittel sind daher in wenig verarbeitetem Zustand für Nickelallergiker ungeeignet. Vollkornmehle, Sojabohnen, Nüsse und das allgegenwärtige Nahrungsmittel Kakao enthalten Nickel teilweise in großen Mengen. Einige Beispiele in der Übersicht auf Seite 56 (immer pro 100 Gramm Lebensmittel) können dies verdeutlichen, wobei ich mich hier auf Nickelwerte von mehr als 100 µg / 100 g Lebensmittel beschränke.

Lebensmittel Nickelgehalt in µg / 100 g	
Getreide (ganzes Korn)	
Roggen	bis 270 µg
Hafer	210 µg
Mais	120 µg
Buchweizen	100 µg
Hülsenfrüchte (getrocknet)	
Sojabohnen	700 µg
Sojamehl, vollfett	410 µg
weiße Bohnen	280 µg
Erbsen und Linsen	310 µg
Nüsse	
Cashewnuss	500 µg
Erdnuss	200 µg
Hasel- und Walnuss	120 – 130 µg
Pekannuss	1500 µg
Kakaoprodukte	
Kakaopulver, schwach entölt	1230 µg
Schokolade, milchfrei	360 µg
Milchschokolade	150 µg
Getränke	
schwarzer Tee (Teeblätter)	650 µg
Fleisch, Fisch	
Bückling, Thunfisch, Muscheln, Hummer	bis 170 µg
Rinderleber	bis 480 µg

Beispiel eines nickelreichen Tages

Morgens:
Vollkorn- oder Körnerbrot mit Margarine aus gehärteten Fetten, Schoko-Nuss-Aufstrich, Erdnuss- oder Mandelmus, dazu Orangensaft und einige Tassen Kaffee oder schwarzer Tee. Vielleicht aber auch ein Hafermüsli mit Nüssen und Schokostückchen.
Für den kleinen Hunger zwischendurch ein (Vollkorn- oder Milch-Schoko-)Riegel oder ein anderer süßer Snack mit Kakao, Schokolade oder Nüssen.

Mittags:
Kartoffelauflauf, überbacken mit fettreichem Käse, dazu Brokkoli, natürlich mit Sauce hollandaise. Zum Nachtisch ein Schokopudding oder ein probiotischer Schoko-Nuss-Joghurt für die Gesundheit.
Etwas später ein Stück Kuchen (natürlich des besseren Geschmacks wegen mit Kakao oder Nussfüllung), vielleicht aber auch Schokokekse, Vollwert-Knabbereien mit Schoko und Nüssen. Dazu schwarzer Tee und Fruchtsaft (Kirsche, Mehrfrucht) – denn viel trinken ist ja wichtig.

Abends:
Das Frühstücksprogramm wiederholt sich, eventuell gibt es aber Weizenvollkornbrot mit Walnüssen, dick belegt mit Gouda oder Edamer, einen frischen Bückling oder Thunfischsalat.
Zum Abschluss des Tages (und zum Fernsehprogramm) noch ein wenig (Nuss-)Schokolade oder ein Schokoriegel – als »Nervennahrung« oder Seelentröster.

Kommt Ihnen das bekannt vor? Wie es besser, vor allem nickelärmer geht, zeigen Ihnen die Menüvorschläge ab Seite 69.

Wann und wie lange sollte nickelarm gegessen werden?

Zunächst einmal muss abgeklärt werden, ob Sie auf Nickel in Lebensmitteln reagieren und welche Ihnen besonders zu schaffen machen. Dies ist nur durch eine mindestens vier- bis sechswöchige, höchstens aber dreimonatige Karenz und einen nachfolgenden Provokationstest möglich (mehr dazu auf Seite 32).

Ist der Test positiv, kann anschließend herausgefunden werden, bis zu welcher Menge Ihr Körper nickelreiche Lebensmittel toleriert. Nach und nach werden einzelne Lebensmittel wieder in den Speiseplan aufgenommen. Mithilfe eines Ernährungstagebuches ist es leichter möglich, die Reaktionen über einen längeren Zeitraum zu beobachten. Für die Zeit der Karenz, Provokation und des anschließenden Kostaufbaus empfiehlt sich neben der ärztlichen Betreuung auch eine kompetente Allergie- oder Ernährungsberatung.

Nickel verursacht je nach Empfindlichkeit mehr oder weniger unangenehme, schmerzhafte Reaktionen, deshalb wird jeder Nickelallergiker, der weiß, dass er auch auf Nickel in Lebensmitteln reagiert, möglichst versuchen, den unverträglichen Stoff zu meiden.

Betroffene mit massiven sichtbaren Beschwerden wie Ekzemen nehmen nach meiner Erfahrung eine Karenz viel besser an, als Betroffene mit diffusen, verborgenen Beschwerden. Mit Pickeln will niemand rumlaufen, gegen Magenschmerzen gibt es ja Tabletten.

Trotz einer nickelreduzierten Diät kann es zum Teil zehn Jahre oder länger dauern, bis der Nickelgehalt im Körper auf ein »gesundes« Maß herabgesunken ist. Allerdings verschwinden Symptome bei einer Karenz sehr rasch und treten auch nur bei eventuellem Kontakt wieder auf. Bis auf die Lebensmittel mit extrem hohem Nickelwert werden andere Lebensmittel durchaus in kleinen Mengen oder bei gelegentlichem Verzehr toleriert, kleine »Sünden« bei Familienfeiern oder Einladungen sind manchmal nicht zu vermeiden und zum Glück auch meist kein Problem.

Eine völlige Nickelfreiheit ist nicht möglich und nicht nötig

Wie bei jeder Allergie oder Pseudoallergie muss der krankmachende Stoff gemieden werden, um ein Wohlbefinden herzustellen. Da Nickel quasi in jedem Nahrungsmittel und in jedem Schluck Wasser – wenn auch in geringen Mengen – enthalten ist, gestaltet sich dies aber sehr schwierig. Eine völlige Karenz ist nicht möglich, zum Glück aber auch nicht notwendig.

Viele Betroffene bekommen vom behandelnden Arzt eine »Nickelgehalt-Liste« für Lebensmittel. Sie ist zwar als Grundinformation sehr hilfreich, aber auch sehr irritierend, da dort eine Unzahl von Lebensmitteln aufgelistet ist, die Nickel enthalten. Es ist nicht möglich, gänzlich nickelfrei zu leben, also setzen Sie sich nicht unter Druck!

Meiden Sie die nickelreichsten Lebensmittel, bei allen übrigen achten Sie beim Verzehr gezielt darauf, ob Sie dann auch wirklich Beschwerden verspüren. Da bei pseudoallergischen Reaktionen die Häufigkeit der Aufnahme und die Menge des aufgenommenen Stoffes ausschlaggebend sind, sollte man sich diese Grundregeln zu eigen machen:

- Alle Lebensmittel mit einem Nickelwert unter 20 µg / 100 g sind meist verträglich, soweit sie nicht in übermäßigem Maße verzehrt werden.
- Lebensmittel zwischen 25 und 50 µg / 100 g werden nur gelegentlich verzehrt.
- Alles über 100 µg / 100 g lassen Sie zunächst weg.

Was Sie noch wissen sollten:
Viele Richtlinien und Tabellen zu Nickelwerten wurden veröffentlicht, bevor genaue lebensmittelchemische Kenntnisse über Nickelgehalt und Resorption (Aufnahme im Magen-Darm-Trakt) erarbeitet wurden und somit eine Bewertung zu »erlaubten« und »verbotenen« Lebensmitteln möglich war. Deshalb sollten auch im Internet kursierende Listen kritisch betrachtet werden. Woher kommen die Informationen? Wie aktuell sind sie? Und vor allem: Lassen Sie sich nicht Bange machen, Sie merken meist selbst, was Ihnen gut bekommt oder nicht.

Nickelreduziertes Essen und Trinken

Reaktionen auf Nickel in Lebensmitteln sind bei jedem Nickelallergiker unterschiedlich. Da nicht alle nickelhaltigen Lebensmittel gemieden werden können, muss im Einzelfall geprüft werden, was noch oder ab welcher Menge verträglich ist. Tabellen zu nickelreichen oder -armen Lebensmitteln sind zwar hilfreich, müssen aber auf die individuelle Situation und Empfindlichkeit angepasst werden. Beispielsweise muss nicht jeder Nickelallergiker auf Nüsse empfindlich reagieren, obwohl die Tabelle zum »Nickelgehalt der Lebensmittel« hohe Werte für Haselnüsse oder Walnüsse ausweist. Es kann wiederum auch vorkommen, dass Nickelallergiker auf Lebensmittel, die laut Liste normalerweise wenig Nickel enthalten, stark reagieren. Ein typisches Beispiel dafür sind Kirschen, viele Nickelallergiker (auch ich) vertragen sie nicht.

Wenn Sie auf Nickel in Lebensmitteln reagieren und dies diagnostisch abgeklärt wurde, sollten Sie mindestens ein Jahr lang eine Nickelkarenz einhalten und vor allem auf stark nickelhaltige Lebensmittel wie Kakao und kakaohaltige Produkte, Vollkornprodukte aller Art, Nüsse und Hülsenfrüchte verzichten. Ebenfalls gemieden werden sollten Bierhefe, Produkte mit Molkenpulver, Schnitt- und Hartkäse wie Gouda und Edamer.

Bei Getränken sollte man größere Mengen an Bier meiden (kann aber auch bei Nichtallergikern zu »Schwankungen« führen).

Eine Nickelkarenz kann sich nur auf die häufigsten Vorkommen beschränken und muss zwingend unterschiedliche Essgewohnheiten, Vorlieben, häusliche Gegebenheiten bei der Zubereitung und vieles andere berücksichtigen.

Einen Überblick über geeignete und ungeeignete Lebensmittel gibt Ihnen die Tabelle auf Seite 61 und 62. Sie werden sehen, es bleibt noch eine ganze Menge übrig und Sie müssen wirklich nicht »darben«.

Bei Nickelkarenz ungeeignet	Bei Nickelkarenz geeignet
Getränke	
Kaffee aus der Kaffeemaschine	mit der Hand aufgebrühter Kaffee (Plastikfilter), Malzkaffee
schwarzer Tee	grüner Tee, Rotbuschtee, Kräutertee (Pfefferminz, Anis, Fenchel), Früchtetee (ohne Kirsche), Mineralwasser, Saft aus verträglichem Obst
Bier	Wein
Kakao und Kakaoinstantgetränke	Getränke aus Carobpulver
Getreide und Getreideprodukte	
Getreide, ganz (Roggen, Hafer, Buchweizen, Hirse, Weizen, Amarant)	Graupen, einfache
Vollkornmehle	Auszugsmehle
Weizenvollkornmehl oder Typen 1600, 1700	Weizenmehl (Typen 405, 550, 1050)
Roggenvollkornmehl oder Typen 1150, 1800	Roggenmehl (Typen 610, 815, 997)
Dinkelvollkornmehl	Dinkelmehl (Type 630), Kartoffel-, Reismehl, Stärke
Weizenvollkorngrieß	Weizengrieß
Vollkornnudeln	Hartweizennudeln (Auszugsmehl)
Naturreis	weißer Basmatireis, Wildreis, parboiled Reis
Haferflocken, Müslimischungen	Cornflakes, selbst gemischtes Müsli mit verträglichen Zutaten
Weizenvollkornbrot	Roggen- oder Weizenbrot aus Auszugsmehlen
Nüsse, Samen und Nussaufstriche	
Nüsse (Wal-, Hasel-, Pekannuss), Cashewnüsse, Erdnüsse	Kürbiskerne, Pinienkerne, Kokosflocken, Leinsamen, (Sesam, Sonnenblumenkerne nur selten und in Maßen)
Nuss-Nougat-Aufstrich, Erdnuss- oder Mandelmus	selbst hergestellter oder verzehrsfertiger Carobaufstrich aus dem Handel
Fette und Öle	
einfache gehärtete Fette, herkömmliche Margarine	Raps-, Olivenöl, ungehärtete Fette, rein pflanzliche, ungehärtete Margarine
Konserven	
Obst und Gemüse aus unbeschichteten Konservendosen	Obst und Gemüse aus beschichteten Konservendosen, aus dem Glas, tiefgekühltes Obst und Gemüse (ohne Zusätze)

Bei Nickelkarenz ungeeignet	Bei Nickelkarenz geeignet
Hülsenfrüchte	
getrocknete Bohnen, getrocknete Sojabohnen	frische Bohnen (auch Tiefkühlware)
getrocknete Erbsen	geschälte Erbsen
Linsen	rote Linsen
Sojaprodukte (Sojamehl, Tofu)	Sojaprodukte ohne Schalenanteile (z. B. Sahneersatz, Joghurt)
Milch und Milchprodukte	
fettreiche Milchprodukte (Edamer, Gouda, Speisequark mit 40 % Fett i. Tr.)	fettarme Milchprodukte (Joghurt, Buttermilch, Dickmilch, Magerquark), fettarmer Käse, Frischkäse, Schaf-, Ziegen-, Büffelmilchprodukte
Fleisch und Wurst	
Innereien, z. B. Rinderleber, Blut- und Leberwurst, Wurst mit nusshaltigen Würzkrusten	alle Sorten Rind-, Schweine- oder Geflügelfleisch, am besten ungewürzt
Fisch und Meeresfrüchte	
Hering, Thunfisch	andere Fischarten wie Forelle, Rotbarsch, Lachs, Kabeljau, Aal, Sardine
Hummer, Muscheln, Austern	Garnelen
Gewürze	
Petersilie	alle anderen Gewürze und Kräuter
Obst und Obstaufstriche	
Kirschen, Kirschkonfitüre, -fruchtaufstrich	alle anderen Obstarten
Gemüse	
Weißkohl, Blumenkohl, Brokkoli, Spargel, Feldsalat	Eissalat, Endivie, Lollo Rosso und Bianco, viele andere Gemüsearten der Saison, z. B. Fenchel, Kohlrabi, Kürbis, Paprika, Zucchini
Süßigkeiten	
Edelbitter- und Vollmilchschokolade	weiße Schokolade,
Lakritze, Nougat, Marzipan, Müsliriegel	selbst gemachtes Kartoffelmarzipan, Produkte **ohne** Kakao, Nüsse oder Vollkornmehl

Was Sie noch wissen sollten:
Der Nickelgehalt einzelner Produkte variiert je nach Anbaugebiet und Ackerboden. Tonhaltige Lehmböden besitzen wegen der stärkeren Bindungskraft der Teilchen eine höhere Nickelkonzentration als sandige Böden. Verwitterung, Bodenumwälzung oder Verlehmung führen zu einer Erhöhung oder Erniedrigung der Werte. Auch durch eine Düngung mit nickelhaltigen Düngemitteln oder chemischen Pflanzenschutz können die Werte steigen. Äußere Einflüsse wie Verbrennung von Kohle und Erdöl, Autoverkehr, Niederschläge sowie Klär- und Hafenschlamm beeinflussen den Nickelgehalt im Boden ebenfalls. Erhöhte Werte wurden beispielsweise in Dränagewasser aus gedüngten und mit Fungiziden behandelten Böden gemessen, vor allem nach starken Regenfällen.

Durch das Regenwasser gelangt Nickel an die Wurzeln der Pflanzen und wird von diesen aufgenommen.

Angaben zum Nickelgehalt in Lebensmitteln können daher nicht hundertprozentig genau sein, sind aber dennoch eine gute Orientierungshilfe (Literaturempfehlung für Listen zum Nickelgehalt siehe Seite 197).

Nickel und Jod

Besteht eine Kontaktallergie auf Nickel, so wird manchmal auch gleichzeitig eine Jod-Unverträglichkeit, die durch die Einnahme jodhaltiger Substanzen oder durch Hautkontakt hervorgerufen werden kann, beobachtet. Die Zusammenhänge sind nicht eindeutig geklärt. Sofortreaktionen sowie Aphten an der Mundschleimhaut sind erste Symptome, aber auch Mundschleimhautentzündungen, Fingernagelveränderungen (Rillen, Spaltung, Ablösung unter den Nägeln), Magen-Darm-Erkrankungen, bläuliche und/oder rötliche Ekzeme oder z. B. Knötchenbildung auf der Haut (am ganzen Körper möglich) und an den Schleimhäuten (z. B. Augen, Schamlippen).

Bei Verdacht auf eine gleichzeitig vorliegende Jod-Unverträglichkeit bringen eine Blutuntersuchung auf Entzündungsstoffe (eosinophile Granulozyten) sowie ein Hauttest innerhalb von zwei bis sechs Monaten nach der Erstreaktion Klarheit. Wurde eine Unverträglichkeit nachgewiesen, sollten jodhaltige Mundspülungen, Röntgenkontrastmittel, Desinfektionsmittel (Jodsalben), Zahncremes mit Jodzusatz, Duftstoffe wie Zimtaldehyd, Perubalsam und Vanillin sowie Medikamente mit Jodzusatz (z. B. Jodid) vermieden werden.

Bei besonderer Empfindlichkeit kann es auch sinnvoll sein, Lebensmittel mit Jodzusatz (jodiertes Speisesalz) oder Gelier- und Bindemittel auf Algenbasis (Agar-Agar) zu meiden. Lassen Sie sich in diesem Fall kompetent beraten.

Anmerkungen zu wichtigen Lebensmitteln

Kakao

Wussten Sie, dass Kakao ein eigenständiges Allergen ist? Allergische Reaktionen können in Form von Magen-Darm-Beschwerden, Juckreiz im Mund- und Rachenraum, Urtikaria oder Atemnot auftreten. In größeren Mengen sind biogene Amine wie Tyramin enthalten, die ähnlich wie Histamin pseudoallergische Reaktionen hervorrufen und darüber hinaus körpereigenes Histamin freisetzen, das dann ebenfalls Beschwerden verursacht.

In der nickelarmen Ernährung haben kakaohaltige Lebensmittel keinen Platz. Der Nickelgehalt ist so hoch, dass die Verträglichkeitsgrenze weit überschritten wird.

Sojabohnen

Sojaprodukte wie Tofu, Sojadrink, -mehl, -bohnen, -sprossen müssen von Nickelallergikern vorerst gemieden werden. Meist gut verträglich sind Sojaprodukte ohne Schalenanteile wie Sahneersatz aus Soja, Sojadesserts oder Sojajoghurt.

Dazu ein Tipp: Wenn Sie aufschlagbare Sojasahne pro 100 Milliliter mit etwa einem Päckchen Sahnefestiger mixen, wird die Sahne so fest, dass sie problemlos als Tortenfüllung genommen werden kann. Mit weniger Sahnefestiger haben Sie eine köstliche Creme für den Obstboden, den Fruchtsalat oder als Zutat zu cremigen Puddings, selbst hergestelltem Eis und, und, und. Wenn auch Sojasahne nicht vertragen wird, sind aufschlagbare Reissahne oder Kokossahne geeignete Alternativen.

Milchprodukte

Auf bestimmte fettreiche Hart-, Schnitt- oder Schmelzkäse (z. B. Edamer, Gouda, Streichkäse ab 30 % Fett i. Tr.) sollte verzichtet werden. Fettarme Käsesorten, Magerquark, Joghurt oder Buttermilch sind dagegen meistens unproblematisch.

Kaffee

Selbst aufgegossen wie zu alten Zeiten, enthält Kaffee weniger Nickel als Kaffee aus der Kaffeemaschine – eine Möglichkeit für »Kaffeetanten«. Wer Kaffee aus der normalen Kaffeemaschine trinkt, sollte nicht mehr als zwei bis vier Tassen pro Tag trinken. Metallfilter sollten nicht benutzt werden, also auch Hände weg von supermodernen Kaffeevollautomaten mit Edelstahleinsatz!

Möhrensaft

Möhren enthalten 25 µg Nickel / 100 g und sind meist verträglich. In Möhrensaft steckt dagegen eine größere Menge unverträgliches Nickel und er sollte deshalb gemieden werden.

Margarine und Pflanzenöle

Bei der Herstellung von herkömmlicher Pflanzenmargarine wird Nickel in Verbindung mit hohem Druck und hohen Temperaturen als Katalysator eingesetzt. Durch diesen Prozess werden die in den Pflanzenölen enthaltenen ungesättigten Fettsäuren zu gesättigten Fettsäuren umgewandelt, das Produkt wird dadurch streichfähig. Wählen Sie daher besser hochwertige, ungehärtete Pflanzenmargarinen, da hier Nickel nicht zum Einsatz kommt und diese Fette außerdem weitere gesundheitliche Vorzüge haben.

Bei den Pflanzenölen sollten Sie Oliven- und Rapsöl bevorzugen, diese sind »reine« Öle, haben deshalb keine Beimischungen aus z. B. Erdnuss- oder anderen Nussölen. Andere Öle sind sogenannte »leichte« Öle, die zur besseren Verwendbarkeit mit schweren Ölen gemischt werden können. Dies ist ein natürlicher Herstellungsprozess und muss daher nicht auf dem Produkt angegeben werden, außer wenn die zugegebene Menge einen Höchstwert überschreitet. Aber auch geringe Beimischungen können bei Allergikern schon heftige Reaktionen auslösen.

Konserven, Getränke

Hierzulande hergestellte Konserven dürfen kein Nickel enthalten bzw. sind innen nickelfrei beschichtet. Falls Sie Obst- und Gemüsekonserven verwenden, sollten Sie aber dennoch den Inhalt nach dem Öffnen bis zum endgültigen Verzehr in ein Glasgefäß umfüllen.

Bedenken Sie, dass auch Flaschenverschlüsse aus Metall Nickel enthalten und dies langsam, aber sicher an das Produkt abgeben. Bevorzugen Sie daher Getränke aus PET-Flaschen mit Plastikverschluss oder Glasflaschen mit Bügelverschluss.

Zuckermais

Genaue Nickelwerte sind nicht bekannt, aber Mais löst bei vielen Nickelallergikern in hohem Maße Reaktionen aus, deshalb sollten die gelben Körner besser gemieden werden.

Süßigkeiten

Wenn nicht aufgrund weiterer Nahrungsmittelallergien noch mehr Einschränkungen erforderlich sind, so steht Nickelallergikern alles zur Verfügung außer lakritz-, kakao-, nuss- oder vollkornmehlhaltigen Produkten. Auch Kuchen oder süßes Gebäck können gegessen werden, wenn sie mit hellen Mehlen und ohne gehärtete Fette, Nüsse oder Kakao angerührt wurden.

Gut versorgt trotz Nickelkarenz

Nickel gehört zwar zu den lebensnotwendigen Spurenelementen, aber auch bei einer strengen Nickelkarenz ist nicht zu befürchten, dass der Körper in dieser Hinsicht Mangel leidet. Die Versorgung mit B-Vitaminen, Folsäure und Ballaststoffen ist dagegen problematischer. Denn diese wertvollen Inhaltsstoffe stecken in vielen Lebensmitteln, die man als Nickelallergiker vor allem meiden muss. Aber mit einer geschickten Zusammenstellung des Speisezettels ist auch dies kein Problem!

Als »Starthilfe« bei der Umstellung hier ein kurzer Überblick über Nährstoffe, auf die Sie besonders achten sollten:

- Vitamin B_1 steckt in den Randschichten des Getreides, beispielsweise in Vollkornbrot oder Haferflocken, und in Hülsenfrüchten aller Art, die bei

einer Karenz nicht zu empfehlen sind. Typische Mangelerscheinungen: Verdauungsstörungen, Appetitlosigkeit, Störungen des Nervensystems, Skelett- und Herzmuskelschwäche, chronische Müdigkeit.
Gute Quellen für Nickelallergiker sind: Kartoffeln, parboiled Reis, Schwarzwurzeln, Zucchini.

- Vitamin B_2 ist wichtig für den Fett- und Eiweißstoffwechsel. Vollkornbrot, Brokkoli, Spinat und Käse sind gute, für Nickelallergiker aber ungeeignete Quellen. Typische Mangelerscheinungen: Wachstumsstörungen, Entzündungen und Einrisse der Mundschleimhaut, Blutarmut.
  Gute Vitamin-B_2-Quellen für Nickelallergiker sind: Milch und fettarme Milchprodukte, Eier (auch Wachteleier), Kartoffeln, Champignons.
- Vitamin B_6 steckt beispielsweise in unverträglichen Haferflocken, Kohlgemüsearten und Sojabohnen. Es ist wichtig für den Proteinstoffwechsel und das Nervensystem. Typische Mangelerscheinungen sind: Hautveränderungen, Blutarmut, Muskelschwund, Wachstumsstörungen, Koordinationsprobleme.
  Gute Vitamin-B_6-Lieferanten für Nickelallergiker sind: Kartoffeln, Sauerkraut, rote Linsen, parboiled Reis, Paprikaschoten, Kürbis, Bananen.
- Folsäure steckt in Vollkornprodukten, Hülsenfrüchten und Kohlgemüse, diese scheiden aber als Quellen für Nickelallergiker aus. Das Vitamin ist vor allem für die Zellneubildung wichtig, unter anderem für die Bildung und Reifung von roten Blutkörperchen. Folsäure gilt auch bei Nichtallergikern als kritischer Nährstoff. Schwangere sollten wegen des höheren Bedarfs auf eine ausreichende Versorgung achten.
  Gute Folsäure-Quellen für Nickelallergiker sind: grüne Blattgemüse (z. B. Endivien, Spinat, Wirsing), Rote Bete, Möhren, Weintrauben, Honigmelone, Erdbeeren und Kürbis – als Alternativen doch auch lecker!
- Ballaststoffe sind nicht nur für eine gute Verdauung, sondern auch für viele andere Stoffwechselprozesse wichtig. Beispielsweise können sie dazu beitragen, den Blutzucker- und Cholesterinspiegel zu normalisieren. Da Vollkornprodukte und Hülsenfrüchte als Lieferanten ausscheiden, sollte vor allem bei roten Linsen, Kürbis und allen verträglichen Gemüse- und Obstarten zugegriffen werden.

Alternative Ballaststoffquellen für Nickelallergiker sind:

- ❑ faserreiche Gemüse wie z. B. Topinambur (das enthaltene Inulin regt die Verdauung zusätzlich an), frische grüne Erbsen, Möhren, Sauerkraut, Fenchel, Knollensellerie, Rosenkohl
- ❑ frische Heidelbeeren und anderes Beerenobst
- ❑ Trockenobst wie Aprikosen, Pflaumen, Datteln, Feigen, Rosinen in Maßen
- ❑ Weizenkleie in Maßen, lösliche Ballaststoffe wie Pektin, Oligofructose, Dextrin, Inulinpulver (kann Salaten, Gemüse oder Joghurt beigemischt werden)
- ❑ Roggenmischbrot, Weizen- und Roggenknäckebrot, Zwieback in Maßen
- ❑ Kokosnuss und Pistazien in Maßen

Trotz einer nickelreduzierten Ernährung muss also kein Mangel auftreten, wenn Sie dennoch abwechslungsreich und ausgewogen essen und trinken. Viele Rezeptideen finden Sie ab Seite 79.

Eine Unterversorgung mit B-Vitaminen können Sie – bei Verträglichkeit – auch durch die Verwendung von Hefeprodukten, Hefebrühe, Hefewürzpaste (für alle Suppen, Saucen, Dressings, Gemüse) auffangen. Ich persönlich verwende seit nahezu 20 Jahren eine reine Hefewürzpaste, weil ich so die tägliche Beigabe von Möhre, Sellerie und Petersilie (bei uns ein Problem) vermeiden kann, wie sie meist in Pasten oder Brühen vorhanden sind.

Wenn Sie auf Nummer sicher gehen möchten: Ein Mangel an B-Vitaminen kann durch ein großes Blutbild nachgewiesen werden.

Was Sie noch wissen sollten:
Vielleicht fragen Sie sich, warum Fleisch nicht als Quelle für B-Vitamine angegeben ist. In pflanzlichen Nahrungsmitteln steckt erheblich mehr Nickel als im Fleisch, deshalb dürfen Sie auch Fleisch essen. In Zeiten von skandalöser Tierhaltung mit massivem Einsatz von Antibiotika und hormonell wirkenden Mastmitteln gilt jedoch die Devise: Weniger ist mehr. Decken Sie Ihren Bedarf an B-Vitaminen besser mit Hefeextrakten oder anderen verträglichen Lebensmitteln.

Vorschläge vom Frühstück bis zum Abendbrot

Mit Genuss essen und trinken ist trotz Nickelallergie nicht schwer, wenn Sie auf verträgliche Lebensmittel ausweichen und Ihren Speiseplan abwechslungsreich und mit ein wenig Fantasie gestalten – vielleicht nutzen Sie auch die Chance und probieren einmal ein paar neue Rezepte aus?

Um Ihnen den Einstieg ins nickelärmere Essen noch mehr zu erleichtern, hier einige Vorschläge für kalte und warme Mahlzeiten oder für einen kleinen Imbiss zwischendurch. Sie können sich aus diesem »Baukasten« je nach Ihren persönlichen Vorlieben, dem Tagesablauf und der individuellen Verträglichkeit das Passende heraussuchen. Die Rezepte ab Seite 79 bringen zusätzlich Abwechslung auf den Tisch. Sie sind praxiserprobt und sowohl für den Familientisch als auch für Feste und Feiern bestens geeignet.

Zum Frühstück oder Abendessen:

- Brot: Weizen- bzw. Roggenmischbrot (eventuell mit Kürbiskernen oder Leinsamen), »Graubrot«, »Kassler«, helle Brötchen, einfacher Zwieback, helles Toastbrot, Reiswaffeln. (Rezepte für selbst gebackene Brote und Brötchen finden Sie ab Seite 142.)
- Aufstrich und Belag: ungehärtete Pflanzenmargarine, Butter, Frischkäse, Honig, Marmelade (außer Kirschen), Rübenkraut, Käse (außer Edamer, Gouda), selbst gemachte Aufstriche aus verträglichen Zutaten. (Rezepte, beispielsweise Carobcreme, finden Sie ab Seite 79.)
- Außerdem: Magerquark, Joghurt, Obst nach Saison und Verträglichkeit, ein bis zwei Eier pro Woche.
- Getränke: ein bis zwei Tassen Kaffee, Rotbusch-, grüner Tee oder Kräutertee mit Milch, Zucker oder Süßungsmittel nach Wahl, Mineralwasser, Trauben- oder Pfirsichsaftschorle (keine Mischsäfte mit Kirschen, kein Möhrensaft).

Für die warmen Mahlzeiten:

- Suppen: selbst zubereitete Suppe oder klare Gemüsebrühe (ohne Petersilie!, keine fetten Brühen), Gemüsesuppen aus verträglichem Gemüse (keine Blumenkohl-, Spargel- oder Brokkolisuppen). Meiden Sie Fertigsuppen, sie enthalten fast immer Petersilie.

- Kartoffeln, Nudeln, Reis: geschälte Kartoffeln (wenig Pellkartoffeln), selbst hergestellte Pommes frites, Kroketten (mit ungehärtetem Fett frittieren), Reibepfannkuchen, selbst gemachtes Kartoffelpüree; Milchreis, parboiled Reis, weißer Basmatireis, Wildreis; einfache helle Hartweizennudeln.
- Gemüse und Salate: Hier ist die Auswahl groß. Eisbergsalat, Endivien, Kopfsalat, Lollo Rosso, Lollo Bianco, Radicchio, Auberginen, Gurken, grüne Bohnen, Fenchel, Kürbis, Kohlrabi, Möhren (in Maßen), Paprika, Pilze (Champignons, Austern-, Butterpilze), Steckrüben, Tomaten (kein Tomatenmark!), Radieschen, Rote Bete, rote Linsen, frisches Sauerkraut, Zucchini, Zuckerschoten, Zwiebeln. Eventuell auch in kleinen Mengen Rosenkohl, Rotkohl, enthülste grüne Erbsen oder Weißkohl – muss ausprobiert werden!
- Als Salatsauce geeignet: Öl, Wasser oder Sojasahne mit Essig oder Zitronensaft oder Hefebrühe, Salz, weißem Pfeffer, Schnittlauch, Kresse und eventuell Basilikum mischen.
- Saucen: selbst hergestellte Saucen, zum Andicken Speisestärke verwenden, Sahne in Maßen (besser Crème fraîche), Soja Creme (besser Kokosmilch und Kokoscreme).
- Zum Kochen, Braten und für das Salatdressing: alle pflanzlichen, ungehärteten Fette und Öle (außer Walnuss- und Haselnussöl), bevorzugt Raps- und Olivenöl.
- Zum Würzen: alle frischen oder tiefgekühlten Gewürze außer Petersilie. Verwenden Sie keine Fertigdressings, keine Kräutergewürzmischungen oder Kräutersalz! Außerdem alle Sorten Senf, selbst hergestellter Ketchup (fertiger in Maßen). Tomatenmark meiden, höchstens einen Klecks mit viel Wasser verdünnen.
- Zum Dessert: frisches Obst der Saison (außer Kirschen), Vanille- oder Karamell-Pudding, Wackelpudding (Waldmeister), Fruchtjoghurt ohne Kirschen, Nüsse, Kakao bzw. Schokostückchen, Eis (ohne Schokolade, Nüsse oder Kirschen).

Für den Nachmittag:

- Selbst gebackener Kuchen, selbst gebackene Kekse ohne Nüsse und Kakao, aus hellem Weizen- oder Dinkelmehl (Rezepte ab Seite 154); Carobkekse und -gebäck.

Gebäck und Kekse im Handel enthalten meist unverträgliche Zutaten wie Nüsse, Kakao, Vollkornmehl – besser meiden!

- Salzgebäck, Salzstangen und -brezeln.
- alle Hefe-, Plunder- oder Blätterteiggebäckstücke aus hellem Mehl ohne Schokoladenglasur, Nüsse oder Kirschen.

Süßigkeiten:

- Traubenzuckerdragees, Bonbons aller Art außer Lakritz und schokohaltigem Toffee.
- Weingummiprodukte außer lakritzhaltigen Konfektstücken, Gummibärchen.
- Mäusespeck und andere Schaumzuckerprodukte.
- weiße Schokolade.
- selbst gemachtes Marzipan (Rezept auf Seite 132).

Alkoholische Getränke:

- Wein: alle Sorten Rot- und Weißwein.
- Bier enthält Nickel in unterschiedlichem Maße, deshalb geeignete Sorte herausfinden oder verzichten.
- Liköre (außer kirsch- oder nusshaltigem Likör), besser selbst aufsetzen z. B. mit Johannisbeere, Brombeere oder Holunder.

Fertiggerichte und Essen im Restaurant

Durch das Zerkleinern und die Zubereitung mit Edelstahlgeräten und in Edelstahltöpfen werden nennenswerte Mengen an Nickelsalzen freigesetzt und an die Lebensmittel abgegeben. Für stark betroffene Personen dürfte es daher schwierig sein, unter diesen Gesichtspunkten ein Essen im Restaurant zu genießen. Für diejenigen, die gewisse Nickelmengen tolerieren, dürften die geringen Mengen keine Reaktion auslösen.

Man kann sich behelfen, indem man möglichst ein Grillgericht ohne Kräuterbutter (Petersilie!) mit verträglichen Beilagen wählt, Salat vom Büfett aussucht (z. B. Gurke, Eis- oder Blattsalat, Radieschen, Rote Bete) und eine selbst zubereitete und mitgebrachte Würzsauce ohne Petersilie hinzugibt.

Fertige Salatsauce verwenden Sie bitte nicht, da sie sicher Petersilie enthält und Ihnen daher nicht bekommen wird. Bitte weisen Sie bei der Bestellung unbedingt darauf hin, dass Beilagen wie Reis oder Kartoffeln nicht mit Petersilie verziert werden sollen.

In eigener Sache:
Folgendes passierte mir als »Neuling«: Ich habe der Bedienung gesagt, dass ich den Salat ohne Sahnedressing haben möchte, da ich Milcheiweiß nicht vertrage. Als Dressing bekam ich dann eine Joghurtsauce! Nach dieser Erfahrung habe ich mir die nötigen Hinweise auf einen Zettel geschrieben und diesen dann zur Hilfe genommen, man vergisst sonst schnell etwas oder drückt sich missverständlich aus.

Es empfiehlt sich auch, an besonderen Feiertagen das Personal des Lokals ein bis zwei Tage vorher vorzuwarnen (»Ich bin Allergiker und muss XY meiden«). Oft werden in solchen Spitzenzeiten die Salate bereits vorbereitet und die Gemüse schon mit Kräutersaucen bedeckt oder beim Wackelpudding ist nur noch die Sorte »Kirsche« übrig. Mit einem kurzen, rechtzeitigen Anruf können Sie die für Sie wichtigen Dinge mit dem Koch absprechen und halten den Feiertagsbetrieb nicht auf.

So findet man auch heraus, ob man beispielsweise zum Italiener seinen eigenen verträglichen (Ziegen-)Käse mitbringen und auch mal eine Pizza essen kann.

Krankenhaus- oder Kuraufenthalt

Wenn ein Krankenhausaufenthalt frühzeitig abzusehen ist, dann setzen Sie sich bitte etwa drei bis vier Wochen vorher mit dem Personal der Krankenhausküche oder mit dem Diätassistenten bzw. der Diätassistentin in Verbindung.

Weisen Sie auf Ihre speziellen Unverträglichkeiten hin oder geben Sie eine Liste der Nahrungsmittel, die Sie unbesorgt verzehren können, weiter. Ich mache dies immer auch schriftlich, dann hat der Küchenchef etwas an der Hand und kann rechtzeitig einkaufen und die Menüfolge planen. Außerdem bleibt genügend Zeit für Rückfragen. Das hat bisher immer wunderbar geklappt.

Bei Kurmaßnahmen fragen Sie am besten nach, ob sich die jeweiligen Diätassistenten mit Ihrer speziellen Allergie auskennen, ansonsten verfahren Sie wie beschrieben.

Lassen Sie sich nicht mit dem Hinweis abspeisen, man werde schon etwas für Sie finden. Da ist es besser, Sie bringen sich für die ersten ein bis zwei Tage entsprechendes Essen mit, ehe Sie unfreiwillig eine Nulldiät machen. Gerade Kurkliniken sind meist nur auf bestimmte Bereiche spezialisiert und befassen sich selten mit einer Nickelallergie. Diätassistenten sind meist auch so geschult, dass sie auf vollwertige Ernährung mit Vollkornprodukten und Hülsenfrüchten Wert legen – und da sehen Sie als Nickelallergiker ganz schön alt aus.

Essen auf Urlaubsreisen

Hier gilt das gleiche Verfahren. Nehmen Sie sich eine »Notfallausrüstung« wie beispielsweise verträgliches Brot, Brotbelag, Kekse oder Ähnliches für ein bis zwei Tage mit. Dann haben Sie Zeit, vor Ort das Geeignete zu finden, und Sie erleben keine unangenehmen Überraschungen.

Dazu ein Beispiel aus meiner Beratung: Eine junge Betroffene hatte sich guten Glaubens in den Urlaub nach Spanien begeben, hoffte auf ausreichend Auswahl am Büfett oder deutschsprachiges Personal zur Verständigung. Das klappte aber beides nicht. Erst eine »Notfall-Lebensmittelliste«, abgestimmt auf Produkte, die dort auch erhältlich waren, ließen sie den restlichen Urlaub einigermaßen überstehen.

Informieren Sie sich deshalb am besten vor Ihrer Urlaubsreise über die Bezeichnungen der für Sie wichtigen Lebensmittel in der jeweiligen Landessprache.

Übrigens: Fluggesellschaften besorgen oft auf Wunsch allergikergerechte Kost, wenn Sie rechtzeitig, d. h. zwei bis drei Tage vorher Bescheid sagen. Ebenso können Sie bis zu 20 Kilogramm Nahrungsmittel als Übergepäck (ohne Extrakosten) mitnehmen, wenn Ihr Arzt bestätigt, dass dies wegen der Art der Nahrungsmittelallergie notwendig ist.

Einladung zu Festen

Als Nahrungsmittelallergiker ist man ein gern gesehener Gast, man bringt sein Essen mit und liegt dem Gastgeber nicht auf der Tasche!

Leider wird nur selten Rücksicht genommen. Allerdings habe ich auch kaum das Vertrauen, irgendwo etwas zu essen, das ich nicht selbst zubereitet habe oder bei dem ich nicht weiß, welche Zutaten enthalten sind. Die notwendigen Zwänge durch Unverträglichkeiten sind für den Laien so verzwickt, dass man vom Gastgeber auch nicht erwarten kann, dass er sich vorher gezielt schult. Im Restaurant bezahle ich und kann daher auch Sorgfalt verlangen.

Bei einer Einladung bereite ich, wenn möglich, nach Absprache mit dem Gastgeber etwas vor, das zum übrigen angebotenen Essen passt. Manchmal kann auch für mich vorher etwas von den Gerichten entnommen und getrennt erwärmt werden, bevor für die Allgemeinheit Zutaten wie Sahne, Petersilie oder Nussstreusel dazugegeben werden.

Wenn ich selbst Gäste einlade, bekommen sie nur vorgesetzt, was ich auch essen darf, es gibt keine »Extrawurst«. Bisher hat sich darüber noch niemand beschwert.

Einkauf leicht gemacht

Gott sei Dank wollen Lebensmittelhersteller ihre Produkte auch verkaufen und sind deshalb gerne bereit, für Allergiker geeignete Produkte aus dem Sortiment zu benennen. Schicken Sie einfach eine Postkarte mit Ihren Fragen zu für Sie notwendigen Informationen an das Unternehmen und warten Sie auf die Antwort. Natürlich kann man auch die entsprechenden Firmenseiten im Internet besuchen, aber haben Sie schon mal pro Firma dutzende Seiten nach Produkten z. B. ohne Nuss, Kakao, Milch, Ei ... abgesucht? Ganz abgesehen davon, dass viele Firmen nur Überbegriffe für bestimmte Zutaten angegeben, dann weiß ich immer noch nicht genau, was so drin ist. Ich finde keinen Gefallen an solchem »Surfen«. Es ist sicher sinnvoll, wenn nur ein, zwei Informationen gebraucht werden, aber sonst? Da ist mir eine komplette Liste, die der Hersteller meist parat hat und die mir zudem noch diverse andere Informationen liefert, lieber.

Es gibt aber auch Firmen, die sich auf ihr »Betriebsgeheimnis« berufen und die Auskunft verweigern bzw. auf die Zutatenliste der Produkte auf der Verpackung verweisen. Stimmt, da sind alle Zutaten benannt oder sollten es zumindest sein. Für Leute mit unendlich viel Zeit ist es auch kein Problem, jedes Produkt nach seiner Eignung zu überprüfen, sprich Zutatenlisten zu lesen. Für den Rest der Menschheit ist es aber oft gar nicht machbar – und in den Geschäften auch nicht immer gern gesehen. Am Anfang bin ich mal in einem Lebensmittelgeschäft angesprochen worden, weil ich so lange vor jedem Regal stand und alle Produkte erst in die Hand nahm, um die Angaben zu lesen. Man vermutete Betriebsspionage!

Nickelarm essen und trinken, aber mit Genuss

Eine Allergie kommt selten allein! So bleibt auch der Nahrungsmittelallergiker oft nicht davon verschont, mehr als nur ein Allergen zu »erwerben«. Bei mir sind das bei den Nahrungsmitteln neben Nickel noch Milch, Ei, Hirse (Kreuzallergen zur Milbe), Kiwi, frische Ananas, rohe Kartoffel (latexassoziiert), frische Zitrone, einige Fischsorten, um die Wichtigsten zu nennen. Da meine Kinder und ich unter anderem auch Heuschnupfen und z. T. Asthma haben, ist Sellerie bei uns tabu, das gilt auch für schwarzen Pfeffer (Alternative: weißer Pfeffer, bei Verträglichkeit auch roter Pfeffer). Sellerie gehört im Nahrungsmittelbereich neben Kuhmilch zum Auslöser Nummer 1 für Asthma und kann bei Pollenallergikern als Kreuzallergen auftreten.

Aus Erfahrung weiß ich daher, wie schwierig es ist, bei Allergien und Unverträglichkeiten gegen mehrere Lebensmittel täglich etwas Passendes und dazu noch Köstliches auf den Tisch zu bekommen. Daher habe ich die folgenden Rezepte nicht nur danach ausgewählt, dass sie Nickelallergikern gut tun und auch bei einer Nickelkarenz für eine ausgewogene Nährstoffzufuhr sorgen. Auch wer keine Kuhmilch und/oder keine Eier verträgt, kann nach diesen Rezepten kochen. Für viele Produkte wie Sahne oder Butter sind Alternativen angegeben.

Wenn Sie Fragen zu weiteren Allergien haben, zum Beispiel zu Symptomen, Ersatzmöglichkeiten oder speziellen Produkten, nehmen Sie bitte Kontakt mit mir auf, ich helfe Ihnen gern weiter (meine Adresse finden Sie auf Seite 186).

Was Sie zu den Rezepten noch wissen sollten

- **Bindemittel:** »Rein pflanzliche« Bindemittel aus Johannisbrot- oder Guarkernmehl enthalten meist Calciumlactat. Dieses kann unverträglich sein. Lesen Sie im Einzelfall die Zutatenliste und fragen Sie im Zweifelsfall beim Hersteller nach.
  Weitere Bindemittel, sicher in jedem Haushalt vorhanden, sind neben dem in den Rezepten verwendeten Agar-Agar-Pulver: frisch geriebene Kartoffel, Quark, Speisestärke, verträgliches Mehl, aber auch Perlsago und Perltapioka.

- **Andere Zutaten** wie Sahnefestiger, Tortenguss, Hefe, Gewürzmischungen können Allergikern ebenfalls Probleme machen. Auch hier kann der Hersteller oder eine kompetente Beratungskraft genauere Auskunft geben. Für Nickelallergiker stellen diese Produkte in aller Regel kein Problem dar.
- **Glutenfreie Mehle:** Im Reformhaus oder Naturkostladen bekommen Sie spezielle glutenfreie Mehlmischungen. Alle Backrezepte können, wenn es notwendig ist, auch glutenfrei umgewandelt werden. Die Kochrezepte sind sowieso schon glutenfrei.
- **Milch:** Der Teig wird schön locker, wenn man generell statt Milch kohlensäurehaltiges (und calciumreiches) Mineralwasser verwendet. Mineralwasser eignet sich immer und man hat es auch meist im Haus. Wenn nicht, kann als Lockerungsmittel auch Backnatron, ein Schuss Essigessenz oder Hirschhornsalz verwendet werden. Übrigens: Reine Büffelmilch ist oft auch für Kuhmilchallergiker verträglich!
- **Eier:** Anstelle von Hühnereiern verwende ich gelegentlich Wachteleier, sie weisen eine andere Eiweißstruktur auf als Hühnerei und können neben Enten- und Gänseeiern eine echte Alternative sein. Grundsätzlich ersetze ich aber beim Backen zur Teiglockerung Ei durch Backpulver. Man rechnet pro zu ersetzendem Ei 1 TL Backpulver, dazu immer Mineralwasser mit Kohlensäure – so gelingt der Teig wunderbar.
  Ei-Ersatz auf Sojabasis oder Sojamehl ist bei einer Nickel- oder Sojaallergie keine Alternative. Weitere Ersatzmöglichkeiten sind pro zu ersetzendem Ei eine halbe reife Banane oder 3 EL Apfelmus.
  Geeignete Bindemittel sind: Lupinenmehl oder Maisstärke (1 TL auf 40 ml Wasser) oder eine Mischung aus 1 EL Öl, 2 EL Wasser plus ½ TL Backpulver oder 1 EL verträgliches Mehl bzw. Speisestärke, vermischt mit 2 EL Wasser oder 1 TL Agar-Agar.
- **Backformen:** In meiner Anfangs-, sprich Probierphase habe ich mir angewöhnt, nur kleine Mengen zu backen, dann isst man nicht tagelang an einem Kuchen und kann öfter mal etwas Neues ausprobieren. Deshalb wurden Kuchenformen mit 18 bis 20 Zentimeter Durchmesser angeschafft.
  Die Zutatenmengen für Kuchen- und Tortenrezepte in diesem Buch sind daher für diese kleinen Backformen berechnet. Wenn Sie eine größere Backform verwenden, ist das aber nicht schlimm. Der Kuchen wird dann nur etwas flacher.

Hinweise zu den Rezepten

Alle Rezepte sind frei von Sellerie, Kakao, Hasel- und Walnüssen, fast alle auch eifrei. Falls Kuhmilchprodukte wie Butter oder Sahne angegeben sind, können diese auch durch milchfreie Produkte wie Margarine bzw. Soja Creme ersetzt werden.

Soweit nicht anders angegeben, sind die Rezepte für **4 Personen** berechnet.

Verwendete Abkürzungen

EL	=	Esslöffel
TL	=	Teelöffel
MSP	=	Messerspitze
ml	=	Milliliter
l	=	Liter

Menge der Gewürze

Bei den verwendeten Gewürzen fehlen oft genaue Mengenangaben. Prüfen Sie bitte selbst, was Ihnen schmeckt und bekommt und wie viel Sie davon verwenden möchten.

Zu den Backtemperaturen

Alle Temperaturen für Backöfen gelten, sofern nicht anders angegeben, für Elektroöfen mit Umluftfunktion. Bei Gasbacköfen oder Elektroöfen ohne Umluft bitte die Angaben des Herstellers beachten und die entsprechende Temperatur aus der Bedienungsanleitung entnehmen.

Backformen

Für Kuchen und Torten wurden Backformen mit 18 bis 20 Zentimeter Durchmesser verwendet. Sie können den Teig auch in eine größere Form geben, dann wird der Kuchen aber etwas flacher.

Aufstrichvarianten

Paprika-Tomaten-Aufstrich

30 g Margarine oder Butter
1 rote Paprikaschote
1 TL Tomatenmark
200 g Ziegenfrischkäse
1 – 2 TL gehacktes Basilikum oder gehackter Bärlauch

- Etwas Margarine oder Butter in einem Topf erwärmen. Paprika waschen, putzen und fein würfeln, einige Minuten im Fett andünsten.
- Die restliche Margarine oder Butter mit dem Tomatenmark mischen, Frischkäse und gedünstete Paprikastücke unterheben.
- Den Aufstrich mit Basilikum oder Bärlauch kräftig abschmecken.

Der Aufstrich schmeckt auch warm, z. B. als Vorspeise, sehr gut. Dazu Brot- oder Toastbrotscheiben mit dem Aufstrich bestreichen und kurz bei 200 °C im Backofen überbacken. Mit Paprikawürfelchen oder Basilikumblättchen garnieren.

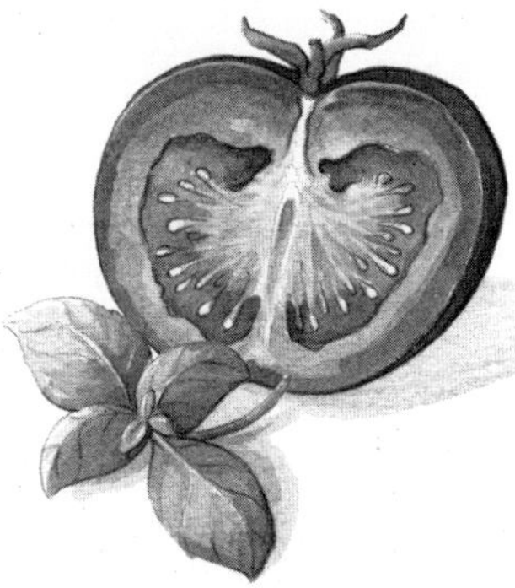

Auberginenpaste

2 Auberginen
1 kleine Zwiebel
1 Knoblauchzehe oder entöltes Knoblauchpulver
½ TL Essig
Salz
Pfeffer
frisches Basilikum
Bärlauch oder andere Kräuter nach Wahl
½ TL Pflanzenöl

- Die Auberginen mit einer Gabel rundum einstechen.
- Auberginen in eine Auflaufform legen und bei 200 °C etwa 60 Minuten im Backofen rösten. Anschließend die Auberginen etwas abkühlen lassen und halbieren.
- Das Fruchtfleisch auslösen und mit dem Passierstab pürieren.
- Die Zwiebel und Knoblauchzehe schälen und fein hacken.
- Zwiebel, Knoblauch, Essig, Gewürze und Kräuter nach Geschmack mit dem Öl verrühren und zu der Auberginenpaste geben.
- Alle Zutaten gut vermischen und die Paste etwas ziehen lassen.
- Der Aufstrich kann im Kühlschrank etwa drei Tage aufbewahrt werden.

> Nach Geschmack und Verträglichkeit kann zusätzlich das Fruchtfleisch einer gedünsteten Tomate unter die Auberginenpaste gerührt werden.

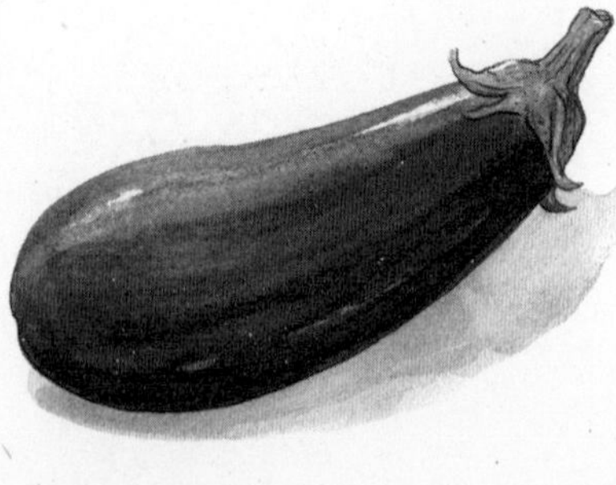

Kürbismarmelade

1 kg Kürbis (z. B. Gelber Zentner)
200 ml Wasser
100 g Obst (z. B. Apfel, Nektarine, Pflaume oder Brombeere)
1 Päckchen Geliermittel
500 g Roh-Rohrzucker

- Den Kürbis schälen. Das Fruchtfleisch von den Kernen befreien und grob würfeln, in etwas Wasser dünsten.
- Da Kürbis keine Säure hat, muss ein säurehaltiges Obst dazugegeben werden, z. B. Apfel, Nektarine, Pflaume oder Brombeere. Dazu das ausgewählte Obst grob würfeln und mit dem Kürbis dünsten.
- Den gedünsteten Kürbis und das Obst durch die »Flotte Lotte« streichen oder in einen Entsafter geben. Etwa einen Liter Saft auffangen. (Ein Gelber Zentner ergibt je nach Größe drei bis fünf Liter Saft, wenn Sie einen ganzen Kürbis verarbeiten, entsprechend mehr Geliermittel und Zucker verwenden.)
- Kürbissaft und Geliermittel vermischen. Den Zucker dazugeben und den Fruchtsaft aufkochen.
- Die Kürbismarmelade etwa drei Minuten sprudelnd kochen lassen (Packungsanleitung beachten), dabei eine Gelierprobe machen (siehe Seite 83).
- Die fertige Marmelade in saubere Gläser füllen und sofort verschließen.

> Wenn ich Nektarinen zum Kürbis gebe, füge ich auch immer eine Prise Ingwerpulver dazu.
> Bei Äpfeln bevorzuge ich die Sorte Braeburn oder Boskop.

Dattelmus

200 g Früchte der Saison (z. B. Beerenobst, Aprikosen oder Pflaumen)
2 – 3 EL Wasser
50 – 100 g frische oder getrocknete (ungeschwefelte) Datteln
2 TL Roh-Rohrzucker oder Ahornsirup

- Die frischen Früchte säubern, nach Bedarf in mundgerechte Stücke schneiden.
- Das Obst in einem Topf bei mittlerer Hitze mit etwas Wasser dünsten und anschließend abkühlen lassen.
- Frische Datteln entkernen und klein schneiden. Getrocknete Datteln über Nacht in reichlich Wasser einweichen, dann häuten, entkernen und klein schneiden. (Soll der Dattelgeschmack überwiegen, nehmen Sie die maximale Menge. Soll es fruchtiger sein, verwenden Sie nur 50 g Datteln.)
- Die fein gehackten Datteln zu dem gedünsteten Obst geben und mit Zucker oder Sirup nach Belieben abschmecken.

> Nicht zu viel Zucker dazugeben, Datteln sind sehr süß.

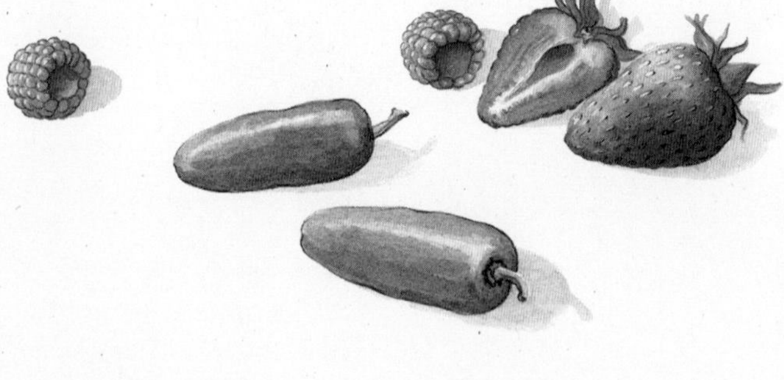

Fruchtmarmelade

1 kg frische Früchte (z. B. Erdbeeren, Himbeeren/Brombeeren, Sanddorn) oder 0,7 – 1 l ungesüßter Fruchtsaft nach Geschmack (z. B. Holunderbeersaft, Johannisbeersaft)
1 Päckchen Geliermittel
250 g Roh-Rohrzucker oder 150 ml Ahornsirup
1 Spritzer Zitronensaft nach Belieben

- Das Obst waschen und putzen. Die Früchte oder den Fruchtsaft in einen großen Topf geben und mit dem Geliermittel vermischen.
- Zucker oder Sirup dazugeben und die Früchte oder den Fruchtsaft aufkochen. Eventuell einen Spritzer Zitronensaft dazugeben (Holunderbeersaft geliert dann beispielsweise besser).
- Marmelade oder Gelee etwa drei Minuten sprudelnd kochen lassen (Packungsanleitung beachten), dabei eine Gelierprobe machen – dazu einen Teelöffel Marmelade auf einen mit kaltem Wasser abgespülten Teller geben. Bildet sich sofort eine Haut, ist die Marmelade fertig. Wenn nicht, noch etwas Zucker hinzugeben und wenige Minuten sprudelnd kochen lassen.
- Die fertige Marmelade oder das Gelee in saubere Schraubgläser füllen und sofort verschließen.

In Rhabarbermarmelade runden eine Prise Zimtpulver oder eine Messerspitze Vanillepulver den Fruchtgeschmack ab und verhindern das pelzige Gefühl an den Zähnen. Erdbeeren oder eine mitgekochte Vanilleschote erfüllen den gleichen Zweck.

Carobcreme

4 EL Margarine oder Butter
2 EL Carobpulver
2 EL Ahornsirup
½ EL Sesam oder Kürbiskerne

- Margarine oder Butter, Carobpulver und Ahornsirup in einen hohen Rührbecher geben. Alles gründlich mit einem Schneebesen oder einem Handrührgerät verrühren.
- Nach Geschmack und Verträglichkeit Sesamkörner, die in einer fettfreien Pfanne geröstet wurden, oder sehr fein gehackte Kürbiskerne dazugeben.
- Die Creme im Kühlschrank aufbewahren, sie hält sich etwa sechs bis acht Tage.

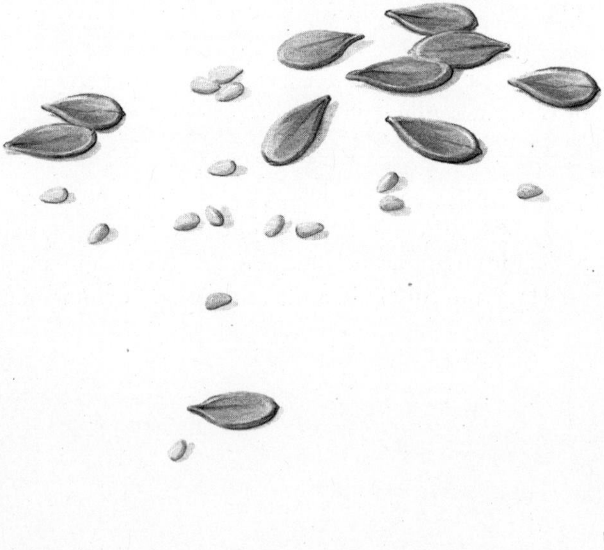

Tomaten-Paprika-Creme

2 Tomaten
2 rote oder gelbe Paprikaschoten
Öl oder Fett zum Dünsten
1 kleine Zwiebel
Salz
Pfeffer
frisches Basilikum
edelsüßes Paprikapulver

- Die Tomaten mit heißem Wasser überbrühen, häuten und klein schneiden.
- Paprika ebenfalls häuten, fein würfeln und in etwas Fett dünsten.
- Nach zehn Minuten die Tomatenwürfel dazugeben und nochmals fünf bis zehn Minuten dünsten.
- Die Zwiebel schälen und fein hacken. In etwas Fett glasig dünsten. Das Gemüse eventuell kurz pürieren und die gedünsteten Zwiebelwürfel dazugeben.
- Die Creme nach Geschmack mit Salz, Pfeffer, Basilikum und Paprikapulver würzen und warm oder kalt verzehren.
- Der Aufstrich kann im Kühlschrank etwa drei Tage aufbewahrt werden.

> So lassen sich Paprika ganz einfach häuten: Schoten waschen, putzen und halbieren. Mit der Schnittfläche nach unten in einer feuerfesten Form in den 200 °C heißen Backofen schieben und etwa 30 Minuten backen. Paprika etwas abkühlen lassen und dann die Haut abziehen.

Avocadobutter

1 reife Avocado
100 g Margarine oder Butter
1 Spritzer Zitronensaft
Salz
einige Basilikumblättchen
Estragon oder andere Kräuter nach Wahl

- Avocado schälen, halbieren und den Kern entfernen.
- Das Fruchtfleisch grob würfeln und zusammen mit der Margarine oder Butter in einen hohen Rührbecher geben. Mit einem Pürierstab pürieren.
- Zitronensaft unter die Avocadobutter mischen (so behält die Avocado ihre schöne grüne Farbe).
- Nach Geschmack mit Salz, Basilikum und Estragon oder anderen Kräutern der Wahl würzen.

Die pürierte Avocado kann auch mit etwas geschälter und fein gewürfelter roter Zwiebel gemischt werden.

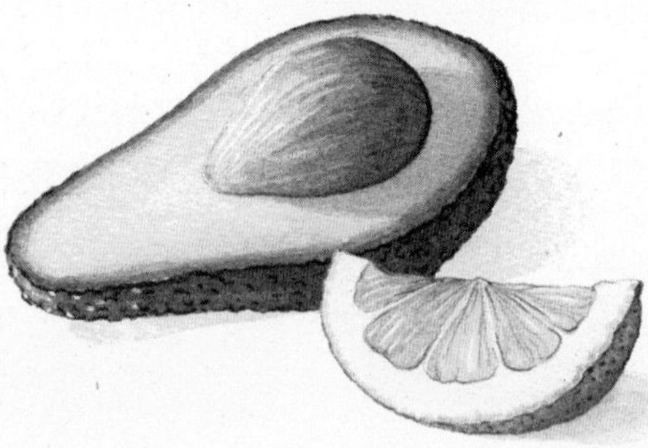

Currybutter

2 EL zimmerwarme Margarine oder Butter
½ TL Salz
1 TL Currypulver
1 EL fein gehackte Kräuter (z. B. Schnittlauch, Kerbel oder Dill)
1 Spritzer Zitronensaft nach Belieben
½ kleine Chilischote

- Die Margarine oder Butter mit dem Schneebesen oder Rührgerät cremig rühren.
- Salz und Curry untermischen. Fein gehackte Kräuter nach Geschmack dazugeben.
- Mit Zitronensaft abschmecken.
- Chilischote entkernen, fein hacken und unter die Currybutter rühren (bitte vorsichtig dosieren, sehr scharf!).

> Größere Portionen können tiefgefroren werden. Gewünschte Portionen mit einem Messer, das in heißes Wasser getaucht wurde, abschneiden.

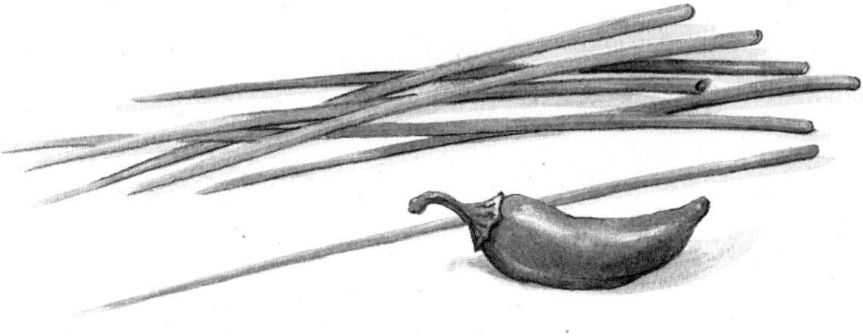

Salate

Makkaronisalat

250 g Makkaroni
Salz
4 Kartoffeln
10 Radieschen
1 Gemüsezwiebel
½ Kopf Römersalat (oder Chinakohl)
½ Bund Schnittlauch
1 EL Essig (z. B. Balsamico bianco)
2 EL Rapsöl
Pfeffer
1 Prise Roh-Rohrzucker oder etwas Ahornsirup
1 TL Senf

- Die Nudeln in reichlich Salzwasser nach Packungsanleitung acht bis zehn Minuten kochen, sie sollten noch bissfest sein. Über einem Sieb abgießen und gut abtropfen lassen.
- Die Kartoffeln schälen, waschen und mit etwas Wasser gar kochen. Die Kartoffeln abschütten und dabei das Kochwasser auffangen.
- Radieschen putzen, waschen und in feine Scheiben schneiden oder hobeln.
- Die Zwiebel schälen und fein würfeln.
- Salat putzen, waschen und in Streifen schneiden. Schnittlauch waschen, in kleine Röllchen schneiden.
- Kartoffeln mit etwas Kochwasser kurz pürieren. Essig und Öl unterrühren, mit Salz, Pfeffer, Zucker und Senf abschmecken.
- Makkaroni, Salat, Radieschen und Zwiebeln unter das Dressing heben.
- Den Salat zugedeckt gut 30 Minuten ziehen lassen, eventuell nochmals abschmecken.
- Vor dem Servieren mit einigen Radieschenscheiben garnieren.

Bunter Reissalat

500 ml Wasser
Salz
200 g Parboiled Reis
1 rote Paprikaschote
1 grüne Paprikaschote
1 gelbe Paprikaschote
3 Strauchtomaten
2 rote Zwiebeln
1 Bund Schnittlauch
200 ml Sahne oder 1 – 2 Tassen Gemüsebrühe
2 EL Olivenöl
Pfeffer

- Das Wasser mit etwas Salz zum Kochen bringen. Reis hineinstreuen und etwa 20 Minuten gar kochen.
- Den Reis über einem Sieb abgießen, abtropfen und abkühlen lassen.
- Die Paprikaschoten putzen, waschen und fein würfeln.
- Die Tomaten waschen, vierteln und die Stielansätze herausschneiden. Zur besseren Verträglichkeit können die Tomaten auch geschält bzw. kann der Saft entfernt werden.
- Zwiebeln schälen, fein hacken und zusammen mit den Paprika und den Tomaten unter den Reis mischen.
- Schnittlauch waschen, trockentupfen und fein hacken.
- Sahne oder Gemüsebrühe kräftig mit dem Öl aufschlagen.
- Salz, Pfeffer und fein gehackten Schnittlauch unter die Marinade ziehen.
- Die Salatsauce über den Salat geben, gleichmäßig vermischen.
- Salat vor dem Servieren noch 15 Minuten durchziehen lassen.

Apfel-Reis-Salat

500 ml Wasser
Salz
200 g Parboiled Reis
4 süße Äpfel
etwas Wasser
1 Prise Ingwerpulver
1 Spritzer Zitronensaft
1 TL Vanillezucker
200 ml Sahne
Zitronenmelisseblättchen zum Garnieren

- Das Wasser mit etwas Salz zum Kochen bringen.
- Den Reis dazugeben und etwa 20 Minuten gar kochen. Noch etwas quellen lassen und dann in ein Sieb geben und abkühlen lassen.
- Die Äpfel schälen, halbieren, die Kerngehäuse entfernen. Äpfel in Würfel schneiden.
- Apfelwürfel in wenig Wasser kurz dünsten und über einem Sieb abgießen.
- Äpfel mit Ingwer, Zitronensaft und Vanillezucker würzen.
- Die Sahne in eine Schüssel geben, Reis und Apfelmasse unterheben. Eventuell noch etwas Wasser dazugeben, falls Flüssigkeit fehlt.
- Den Salat vor dem Servieren mit Zitronenmelisseblättchen garnieren.

Statt Äpfeln schmecken auch Melonenstücke oder Ananas. Da der Salat leicht süßlich schmeckt, passt er gut zu einem scharf gewürzten Essen und beruhigt die Geschmacksnerven.

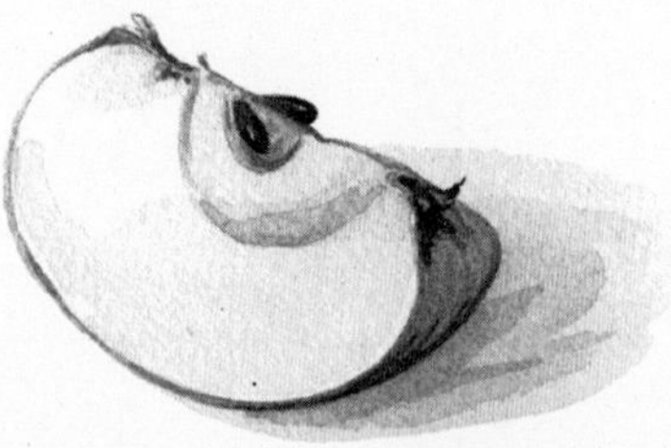

Kartoffel-Gurken-Salat

750 g kleine festkochende Kartoffeln
1 kleine Salatgurke
1 – 2 Schalotten
250 ml Gemüse- oder Hefebrühe
5 EL Obstessig oder Saft von 1 Zitrone
Salz
Pfeffer
1 Prise Roh-Rohrzucker nach Belieben
frisches Basilikum
1 Schale Gartenkresse
3 – 4 EL Distel- oder Rapsöl
½ EL mittelscharfer Senf oder Kräutersenf
½ Bund Schnittlauch

- Kartoffeln waschen und in reichlich Wasser gar kochen. Abgießen und abkühlen lassen.
- Die Kartoffeln pellen und in Scheiben schneiden.
- Salatgurke gründlich waschen und in feine Scheiben hobeln.
- Kartoffeln und Gurken vorsichtig vermischen.
- Schalotten schälen, fein hacken oder in feine Streifen schneiden.
- Gemüse- oder Hefebrühe mit Essig oder Zitronensaft verrühren. Schalotten, Salz, Pfeffer, eventuell Zucker und gehackte Kräuter nach Belieben darunterziehen.
- Öl und Senf zur Marinade geben und gut verrühren.
- Salatmarinade über die Kartoffel- und Gurkenscheiben gießen, leicht unterheben, eventuell nachwürzen.
- Den Salat etwa 30 Minuten ziehen lassen.
- Frischen Schnittlauch waschen, in Röllchen schneiden und vor dem Servieren über den Salat geben.

Statt der Gurke können auch nur frische Kräuter verwendet werden. Anstelle der Schalotten können Sie auch rote Zwiebeln zum Salat geben. Dazu rote Zwiebeln in feine Streifen schneiden, kurz in etwas Öl andünsten und unterheben.

Kartoffel-Kräuter-Salat

750 g kleine festkochende Kartoffeln
1 – 2 Schalotten
250 ml Hefe- oder Gemüsebrühe
Salz
Pfeffer
1 Prise Roh-Rohrzucker nach Belieben
½ EL Balsamico bianco
½ EL mittelscharfer Senf oder Kräutersenf
3 – 4 EL Distel- oder Rapsöl
½ Bund Schnittlauch
ein paar Blättchen Basilikum oder 1 Schale Gartenkresse

- Die Kartoffeln waschen und in reichlich Wasser gar kochen. Abgießen, abkühlen lassen, pellen und in Scheiben schneiden.
- Schalotten schälen und fein hacken oder in feine Streifen schneiden.
- Brühe aus Hefe- oder Gemüsebrühe-Extrakt anrühren und noch warm mit Salz, Pfeffer, Zucker nach Belieben, Essig und gehackten Schalotten vermischen. Den Senf und das Öl darunterrühren.
- Die Marinade über die Kartoffeln gießen, den Kartoffelsalat vorsichtig vermischen und abschmecken.
- Frischen Schnittlauch waschen und in Röllchen schneiden. Basilikum oder Kresse fein hacken. Die Kräuter über den Salat geben.
- Der Salat sollte noch etwa 30 Minuten ziehen, bevor er serviert wird.

Variationen:

- Statt der Kräuter oder auch zusammen mit den Kräutern kann eine Salatgurke fein gehobelt untergemischt werden.
- Statt der Schalotten drei bis vier rote Zwiebeln schälen, in feine Streifen schneiden, in etwas Öl kurz andünsten und unter die Kartoffeln heben.
- Im Herbst und Winter schmeckt auch die Zugabe von Endiviensalat. Dazu Endivie gründlich waschen, eventuell kurz in warmem Wasser schwenken, damit die Bitterstoffe verloren gehen. In Streifen schneiden und unter die Kartoffeln heben. Nach Belieben schmeckt's auch mit Chinakohl oder Friséesalat.

Einfacher Kartoffelsalat

1 kg kleine festkochende Kartoffeln
1 EL Distelöl
1 EL Olivenöl
1 EL Essig
1 TL mittelscharfer Senf
etwas Gurkensud oder 125 ml lauwarme Gemüsebrühe
2 kleine Tomaten
2 kleine eingelegte Gurken
Salz
Pfeffer
frische Kräuter nach Belieben (z. B. Basilikum, Schnittlauch, Kresse)

- Kartoffeln waschen und in der Schale in reichlich Wasser gar kochen. Abgießen und kalt abschrecken. Die Kartoffeln pellen und würfeln.
- Aus Öl, Essig, Senf, Gurkensud oder Brühe eine Marinade anrühren.
- Tomaten und Gurken fein würfeln und unter die Salatsauce ziehen.
- Mit Salz, Pfeffer und fein gehackten Kräutern vermischen.
- Die Salatmarinade über die Kartoffeln geben und den Salat vorsichtig vermischen.
- Sollte der Kartoffelsalat zu trocken sein, noch etwas Gemüsebrühe dazugeben.
- Den Salat vor dem Servieren noch etwas ziehen lassen.

Variationen:

- Statt des Distelöls können Sie auch selbst gemachtes Knoblauch- oder Kräuteröl verwenden. Dazu Knoblauchzehen oder Kräuter nach Wahl (nicht zusammen) in ein Schraubglas füllen und mit Oliven- oder Rapsöl auffüllen. Mindestens 24 Stunden ziehen lassen.
- Auch gekochte rote Linsen passen gut zum Kartoffelsalat.
- Ein besonderes Aroma bekommt der Salat, wenn er mit einer Marinade aus Öl, Senf, Paprika, Salz und einer pürierten Banane angemacht wird.

Nudel-Ananas-Salat

250 g Spiralnudeln (Hartweizen)
Salz
½ Bund Schnittlauch
1 Schalotte
1 EL Sonnenblumen- oder Kürbiskerne
2 EL Distelöl
1 EL Essig
Salz
Pfeffer
Senf nach Belieben
3 Scheiben Ananas, frisch oder aus dem Glas

- Nudeln in reichlich Salzwasser aufkochen und nach Packungsanleitung acht bis zehn Minuten garen, sie sollten noch bissfest sein. Nudeln abgießen und gut abtropfen lassen.
- Schnittlauch kurz abbrausen, trockentupfen und fein hacken.
- Die Schalotte schälen und in feine Ringe schneiden.
- Sonnenblumen- oder Kürbiskerne in einer trockenen Pfanne anrösten und abkühlen lassen.
- Aus Öl, Essig, Salz, Pfeffer, Senf, Zwiebelringen und den Schnittlauchröllchen eine Marinade zubereiten.
- Ananas schälen oder gut abtropfen lassen und in kleine Würfel schneiden.
- Nudeln und Ananas in die Marinade geben und den Salat 15 Minuten ziehen lassen.
- Die Kerne, ganz oder grob gehackt, zum Schluss über den Salat streuen.

> Sie können auch etwas Ananassaft auffangen und unter die Marinade mischen. So bekommt der Salat eine noch fruchtigere Note. Statt der Sonnenblumen- oder Kürbiskerne können Sie auch gerösteten Sesam verwenden.

Mayonnaise einmal anders

2 reife Bananen
1 – 2 EL Distelöl
1 TL mittelscharfer Senf
Salz
Paprikapulver
Pfeffer nach Geschmack

- Die Bananen schälen und pürieren.
- Distelöl dazugeben, anschließend Senf und Gewürze darunterrühren.
- Alle Zutaten gut vermischen.

> Die Mayonnaise passt gut zu Kartoffelsalat. Dazu Pellkartoffeln kochen, schälen und in Scheiben schneiden, die Mayonnaise unterheben. Die Sauce schmeckt aber auch zu Ofen- oder Grillkartoffeln.
>
> Statt Bananen kann bei einer reinen Allergie gegen das Eiklar im Hühnerei ein hart gekochtes Eigelb püriert werden, dann eventuell noch etwas Gurkensud oder Wasser zufügen. Auch Wachteleier eignen sich gut zur Mayonnaiseherstellung, dazu statt Bananen acht bis zehn Wachteleier nehmen. Wachteleier haben wie auch Enten- oder Gänseeier eine andere Eiweißstruktur und können deshalb bei einer Hühnereiallergie eine gute Alternative sein.

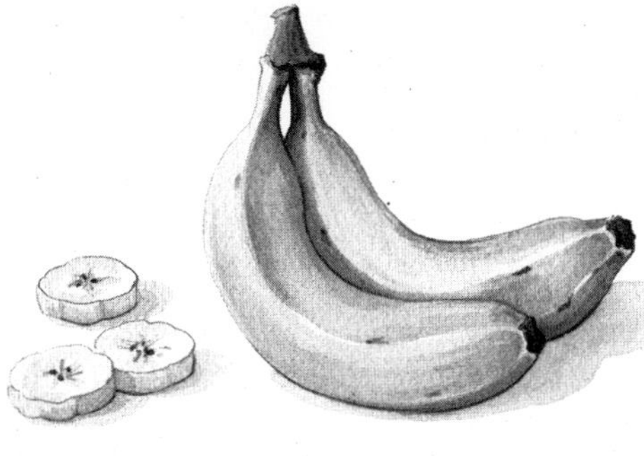

Salatmarinade

2 Frühlingszwiebeln
2 EL Rapsöl
1 EL Sojasauce
1 TL Senf
1 EL Wasser (nach Bedarf)
Salz
Pfeffer
1 EL fein gehackter Kerbel (ersatzweise getrocknet)

- Die Frühlingszwiebeln putzen, waschen und in feine Streifen schneiden.
- Öl, Sojasauce und Senf miteinander verrühren, eventuell noch etwas Wasser dazugeben.
- Mit Salz und Pfeffer abschmecken und frischen oder getrockneten Kerbel darunterziehen.
- Die Zwiebelstreifen mit der Marinade vermischen.

Die Sauce passt gut zu Chinakohl. Sie können aber auch gekochte Linsen unterrühren und nach Geschmack noch mit etwas Gartenkresse würzen. Wenn Sojasauce nicht vertragen wird, kann sie durch milden Balsamico-Essig ersetzt werden.

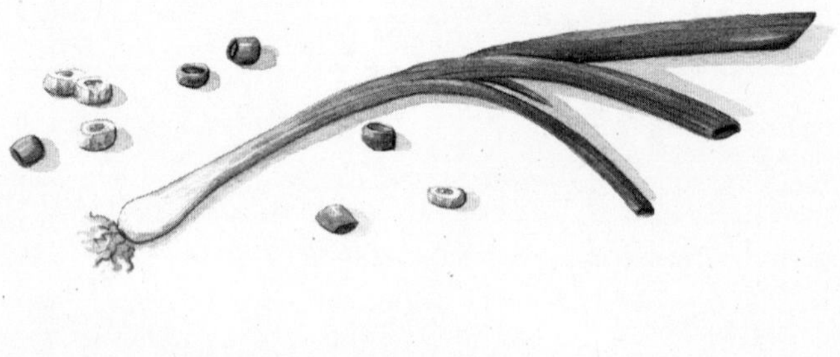

Tsatsiki

1 – 2 kleine rote Zwiebeln oder Schalotten
1 kleine Knoblauchzehe (oder entöltes Knoblauchpulver)
Salz
Pfeffer
200 g Naturjoghurt

- Zwiebeln oder Schalotten schälen und fein hacken.
- Knoblauchzehe schälen, durch eine Presse drücken oder ebenfalls klein schneiden.
- Zwiebel, Knoblauch (eventuell auch als Pulver) und Gewürze gut mit dem Joghurt verrühren.
- Dazu Knoblauch- oder Zwiebelbrot reichen.

> Die Joghurtsauce passt auch gut zu Rohkost-Sticks.
> Entöltes Knoblauchpulver verhindert den sonst üblichen »Knoblauchgeruch«, der bekanntlich einsam macht.

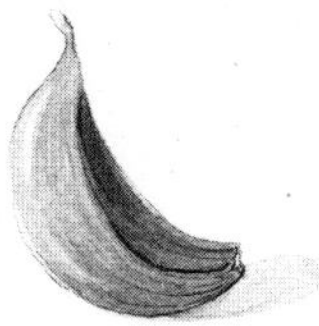

Senfsauce

2 kleine Zwiebeln
½ Bund Schnittlauch
1 TL Rapsöl
2 EL Dinkelmehl
100 ml Wasser
1 – 2 TL Senf
1 Spritzer Balsamico-Essig
Salz
Pfeffer

- Die Zwiebeln schälen und fein hacken.
- Schnittlauch kurz abspülen, trockentupfen und in feine Röllchen schneiden.
- Öl erhitzen und Zwiebeln darin andünsten.
- Das Mehl einrühren und mit kaltem Wasser ablöschen. Die Sauce kurz aufkochen lassen und dann bei niedriger Temperatur weiterköcheln. So lange Wasser zugeben, bis eine sämige Sauce entstanden ist.
- Den Senf einrühren und die Sauce mit etwas Essig, Salz und Pfeffer abschmecken.
- Die Schnittlauchröllchen über die Sauce streuen.

> Die Sauce schmeckt zu Pellkartoffeln, aber auch zu gegrilltem Gemüse und als Aufstrich auf Baguette.

Absender/in:

....

....

....

....

....

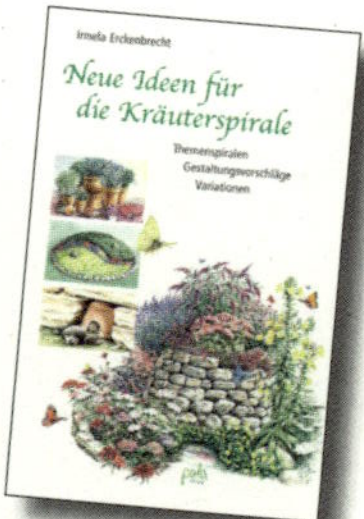

Bitte ausreichend frankieren!

Antwort

pala-verlag

Postfach 11 11 22

64226 Darmstadt

- Ich habe diese Karte folgendem Buch entnommen:

....

Anregungen / Meinungen / Kritik:

....

....

....

....

....

....

....

....

- ☐ Schicken Sie mir bitte kostenlos Informationen über Ihr Gesamtprogramm
- ☐ Schicken Sie mir auch aktuelle Informationen per E-Mail (max. 3- bis 4-mal pro Jahr):

Meine E-Mail-Adresse: ....@ ....

Avocado-Frischkäse-Dip

1 Avocado
1 Spritzer Zitronensaft
1 mittelgroße Zwiebel
2 kleine Tomaten oder 50 g Tomatenpaprika (aus dem Glas)
100 g Frischkäse
Salz
Pfeffer
Kräuter der Provence

- Avocado halbieren und den Stein entfernen. Das Fruchtfleisch herauslösen und klein schneiden. Sofort etwas Zitronensaft darüberträufeln und die Avocado pürieren.
- Die Zwiebel schälen und fein hacken.
- Tomaten halbieren, von den Stielansätzen befreien und in kleine Würfel schneiden.
- Den Käse in eine kleine Schüssel geben. Pürierte Avocado, Zwiebel- und Tomatenwürfelchen dazugeben und den Dip gut vermischen.
- Nach Geschmack mit Salz, Pfeffer und Kräutern der Provence würzen.

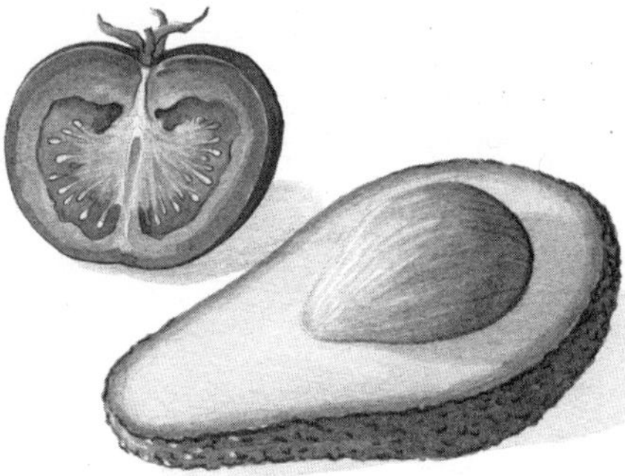

Honig-Senf-Marinade

3 EL mittelscharfer Senf
4 – 5 EL Olivenöl
3 EL Wald- oder Akazienhonig
2 TL Kräuter nach Geschmack
(z. B. Thymian, Schnittlauch, Kerbel, Bärlauch)
Salz
Pfeffer

- Senf, Olivenöl und möglichst flüssigen Honig miteinander verrühren.
- Die Kräuter nach Geschmack mit der Sauce vermischen.
- Marinade mit Salz und Pfeffer abschmecken und im Kühlschrank etwa drei Stunden ziehen lassen.

Die Marinade ist wunderbar geeignet, um Grillgut oder Pfannengebratenes zu aromatisieren.
Dazu das gewünschte Grillgut vor dem Grillen damit einpinseln, eventuell noch mit einer Tomatenscheibe belegen.

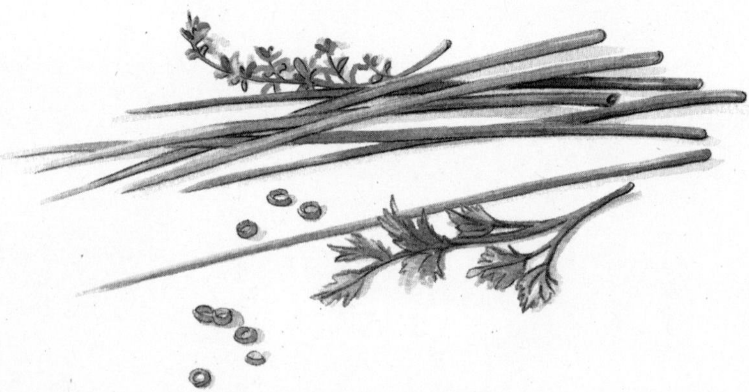

Joghurt-Kräuter-Dip

½ Bund Schnittlauch
½ Bund Basilikum
½ Bund Majoran
1 rote Zwiebel oder Schalotte
400 g Naturjoghurt
2 EL Raps- oder Olivenöl
3 – 4 EL Mineralwasser (mit Kohlensäure)
1 Prise getrockneter Thymian
Salz
Pfeffer

- Die Kräuter kurz abbrausen, gut trockenschütteln und fein hacken.
- Zwiebel oder Schalotte schälen und fein würfeln.
- Den Joghurt in eine Schüssel geben, mit Öl und Wasser verrühren.
- Die gehackten Kräuter und die Zwiebel oder Schalotte unterheben und den Dip mit Thymian, Salz und Pfeffer nach Belieben abschmecken.

Der Kräuterdip passt gut zu Gemüse oder zu gegrillten Kartoffeln. Dazu gegarte Pellkartoffeln schälen, mit Majoranblättern und einem Stängel Thymian umwickeln, auf eine Grillpfanne geben und etwa acht Minuten grillen.

Gemüsebeilagen

Nudeln mit Gemüsesauce

1 große Zwiebel
1 mittelgroße Aubergine
2 mittelgroße Zucchini
4 Tomaten
1 EL Margarine oder Butter
Salz
Pfeffer
frisches Basilikum oder andere Kräuter nach Belieben
1 Knoblauchzehe
200 g Makkaroni
1 EL Oliven- oder Distelöl

- Die Zwiebel schälen und fein hacken.
- Aubergine und Zucchini waschen, beide vom Stielansatz befreien, längs teilen und würfeln.
- Tomaten eventuell mit heißem Wasser überbrühen und häuten oder nur waschen und fein würfeln.
- Margarine oder Butter in einem Topf erhitzen, fein gehackte Zwiebel darin anbraten.
- Die Auberginen- und Zucchiniwürfel zu der Zwiebel geben und nach Geschmack mit Salz, Pfeffer, Basilikum oder anderen Kräutern würzen.
- Die Knoblauchzehe schälen und durch eine Presse drücken.
- Knoblauch und Tomaten unter das Gemüse rühren und die Sauce zugedeckt bei kleiner Hitze köcheln lassen, dabei öfters umrühren.
- In der Zwischenzeit die Nudeln in reichlich Salzwasser bissfest garen und abgießen. Die Nudeln mit dem Öl beträufeln, sie kleben dann nicht zusammen und nehmen die Gemüsesauce besser auf.
- Die Sauce abschmecken und mit den Makkaroni servieren.

> Die Sauce wird noch sämiger, wenn zusätzlich geriebener Käse oder ein Esslöffel Soja Creme oder etwas Kartoffelmehl untergerührt wird.

Paprika-Tomaten-Sauce

3 rote Paprikaschoten
1 gelbe Paprikaschote
4 Tomaten
1 Zwiebel
1 EL Öl
Salz
Pfeffer
Paprikapulver
Kräuter nach Belieben, z. B. Basilikum
Knoblauch nach Belieben
etwas Speisestärke nach Belieben

- Die Paprikaschoten halbieren, von den Kernen befreien, waschen und in feine Würfel schneiden.
- Die Tomaten waschen und ebenfalls in kleine Würfel schneiden.
- Zwiebel schälen und fein würfeln.
- Öl in einem Topf erhitzen und die Zwiebelwürfel glasig dünsten. Das Gemüse dazugeben und nach Geschmack mit Salz, Pfeffer, Paprikapulver und Kräutern würzen, eventuell auch mit Knoblauch (frisch oder entöltes Pulver).
- Die Sauce leicht aufkochen lassen, dann bei schwacher Hitze köcheln.
- Soll die Sauce sämig sein, kann das Gemüse püriert werden oder man rührt etwas Speisestärke unter.

> Die Sauce schmeckt zu Reis oder Nudeln, aber auch als kleine Mahlzeit mit einigen Scheiben Ciabatta oder Baguette.

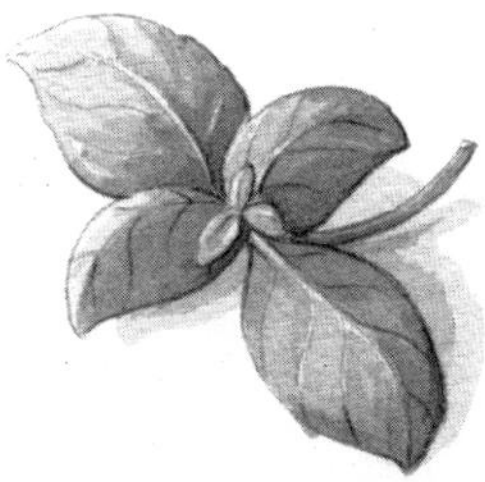

Paprikagemüse auf Reis

2 rote Paprikaschoten
2 gelbe Paprikaschoten
3 Scheiben Ananas, frisch oder aus dem Glas
2 Pfirsiche, frisch oder aus dem Glas
2 EL Öl
200 g Parboiled Reis
1 l Wasser
Salz
Pfeffer
Paprikapulver
Currypulver

- Paprikaschoten putzen, waschen und in kleine Streifen schneiden.
- Geschälte Ananas in Würfel, Pfirsiche in Spalten schneiden (wenn Sie Obst aus dem Glas verwenden, gut abtropfen lassen).
- Das Öl in einer Pfanne erhitzen, die Paprikastreifen dazugeben und etwa 15 Minuten bei mittlerer Hitze dünsten.
- In der Zwischenzeit den Reis im Wasser zum Kochen bringen und bei niedriger Temperatur garen. Sparsam salzen.
- Kurz bevor das Gemüse gar ist, die Früchte unter die Paprika heben und noch etwa fünf Minuten mitdünsten.
- Das Gemüse nach Geschmack mit Salz, Pfeffer, Paprika- und Currypulver würzen.
- Den Reis auf einem großen Teller anrichten und mit dem fruchtigen Gemüse umgeben.

> Statt Ananas und Pfirsich können auch Apfel- und/oder Birnenstücke mitgegart werden.

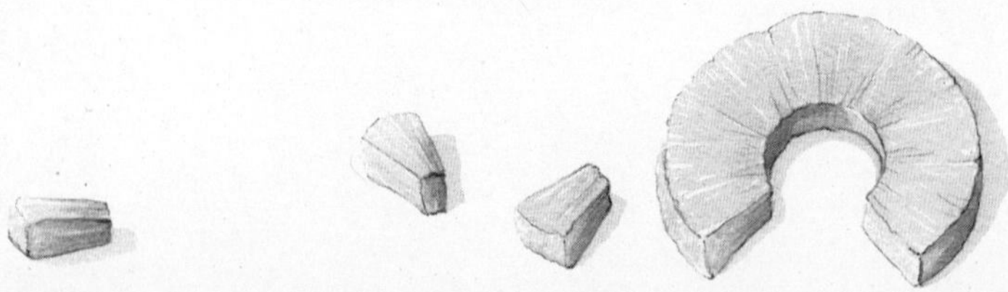

Auberginenauflauf

2 große Auberginen
Salz
2 – 3 Paprikaschoten
200 g Schnittkäse (z. B. Etorki)
3 EL Distel- oder Olivenöl
200 ml Sahne oder Soja Creme
Pfeffer
Thymian
Rosmarin
1 Knoblauchzehe
1 Spritzer Zitronensaft nach Belieben

- Auberginen putzen und in dicke Scheiben schneiden. Auf Küchenkrepp legen und gut salzen.
- Die Paprikaschoten halbieren, von den Kernen befreien, waschen und in größere Stücke schneiden. Leicht gesalzenes Wasser erhitzen und die Paprikastücke darin kurz blanchieren.
- Käse in dünne Scheiben schneiden (z. B. mit der Brotschneidemaschine), große Scheiben eventuell halbieren.
- Auberginenscheiben mit Küchenpapier trockentupfen und in zwei Esslöffel Öl anbraten.
- Eine Auflaufform mit etwas Öl einpinseln. Auberginen, Paprika und Käse schichtweise einfüllen.
- Sahne oder Soja Creme mit Pfeffer, Kräutern, geschältem und fein gehacktem Knoblauch sowie eventuell einem Spritzer Zitronensaft würzen und über den Auflauf gießen.
- Den Auflauf bei 200 °C (Umluft) etwa 40 Minuten im Backofen backen.

Wenn Sie keine Sahne oder Soja Creme verwenden möchten, können Sie auch 125 Milliliter Mehl-Wasser-Gemisch verwenden. Dazu geben Sie 125 Milliliter Wasser in einen Becher und fügen zwei bis drei Esslöffel Speisestärke oder Kartoffelmehl hinzu. Das Gemisch mit einer Gabel soweit glatt rühren, dass eine sämige Sauce entsteht.

Spinatlasagne

1 große Zwiebel
1 TL Öl
500 g frischer Blattspinat
Salz
Pfeffer
frisch geriebene Muskatnuss
2 große Fleischtomaten
2 EL Speisestärke
250 ml Wasser
Hefewürzpaste
Oregano
100 – 150 g Schnittkäse (z. B. Belle Blanche)
Fett für die Form
5 Lasagneplatten, ohne Vorkochen

- Zwiebel schälen, klein schneiden und in etwas Öl andünsten.
- Frischen Blattspinat waschen, putzen und in mundgerechte Stücke schneiden. Zu den Zwiebeln geben, etwa fünf Minuten mitdünsten.
- Den Spinat nach Geschmack mit Salz, Pfeffer und Muskatnuss würzen.
- Tomaten waschen, teilen und Stielansätze und Kerne entfernen. Das Fruchtfleisch würfeln.
- Die Stärke mit dem Wasser verrühren, gut mit Hefewürzpaste, Salz, Pfeffer und Oregano würzen. 50 bis 100 Gramm Käse fein würfeln und unter die Sauce heben.
- Eine kleine Auflaufform einfetten.
- Ein bis zwei Lasagneplatten in die Form legen, etwas Sauce einfüllen.
- Die Hälfte des Spinats darauf verteilen. Darüber die Hälfte der Tomatenwürfel geben und mit etwas Sauce bestreichen.
- Mit Lasagneplatten bedecken, die restliche Menge an Spinat und Tomaten schichtweise einfüllen und mit Lasagneplatten bedecken. Mit einer Schicht Sauce abschließen.

- Restlichen Käse in Streifen schneiden und auf der Sauce verteilen.
- Die Lasagne bei 180 – 200 °C (Umluft) etwa 30 Minuten im Backofen überbacken.

Statt Blattspinat können Sie auch Mangold oder Pak Choi verwenden. Wer mag, fügt den Tomaten noch eine Aubergine hinzu. Dazu Aubergine waschen, halbieren, in mundgerechte Stücke schneiden.

Für die Sauce kann je nach Verträglichkeit statt der Mischung aus Stärke und Wasser auch Sahne oder Soja Creme (mit Wasser oder Reisdrink verdünnt) oder Kokosmilch verwendet werden.

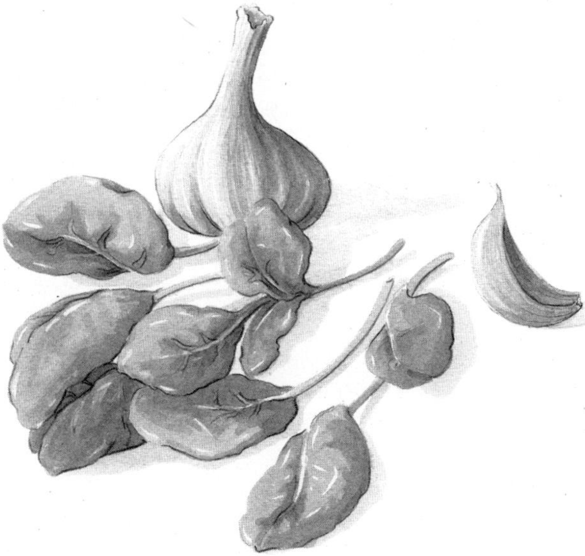

Kartoffel-Sauerkraut-Auflauf

500 g Kartoffeln
Salz
500 g frisches Sauerkraut
1 süßer Apfel
1 TL Hefewürzpaste
3 EL Margarine oder Butter
50 – 100 g Schnittkäse (z. B. Etorki)
2 EL Kürbis- oder Pinienkerne

- Die Kartoffeln schälen, waschen und vierteln. In Salzwasser garen, abschütten und dabei das Kochwasser auffangen.
- Das Sauerkraut grob zerkleinern.
- Den Apfel schälen, vom Kerngehäuse befreien und achteln.
- Das Kraut zusammen mit dem Apfel in etwas Wasser etwa 15 Minuten köcheln.
- Die Hefewürzpaste im Sauerkrautsud auflösen.
- Die fertig gegarten Kartoffeln durch eine Kartoffelpresse drücken oder im Mixer pürieren. Mit einem Esslöffel Margarine oder Butter und einem Teil des Kochwassers glatt rühren.
- Eine Auflaufform mit etwas Margarine oder Butter einfetten.
- Schichtweise Kartoffelpüree und Sauerkraut einfüllen. Jede Schicht mit etwas gewürfeltem Käse bestreuen.
- Auf die oberste Schicht einige Butterflöckchen setzen und die Kürbis- oder Pinienkerne darüberstreuen.
- Den Auflauf nun bei 180 °C (Umluft) etwa 40 Minuten überbacken.

Je nach Verträglichkeit kann statt des Apfels auch eine Birne oder etwas Ananas zum Sauerkraut gegeben werden.

Nudelauflauf mit Kohlrabi

1 großer Kohlrabi
1 kleine Zwiebel
50 g Margarine oder Butter
Salz
Pfeffer
frisch geriebene Muskatnuss
300 g Nudeln (z. B. Fusilli)
100 ml Sahne
edelsüßes Paprikapulver

- Kohlrabi schälen, in mundgerechte Stücke schneiden.
- Die Zwiebel schälen, fein würfeln.
- Etwas Margarine oder Butter erhitzen, die Zwiebel darin andünsten.
- Die Kohlrabiwürfel dazugeben und unter gelegentlichem Rühren bei kleiner Hitze bissfest dünsten. Nach Geschmack mit Salz, Pfeffer und Muskatnuss würzen.
- Nudeln in reichlich Salzwasser nach Packungsanleitung garen. Abgießen und gut abtropfen lassen.
- Sahne kräftig mit Salz, Pfeffer, Paprika und Muskatnuss würzen.
- Eine Auflaufform mit etwas Margarine oder Butter fetten, schichtweise Nudeln und Kohlrabi einfüllen.
- Die Sahne über den Auflauf geben.
- Die restliche Margarine oder Butter in kleinen Flöckchen auf dem Auflauf verteilen.
- Den Auflauf bei 180 – 200 °C (Umluft) etwa 20 – 30 Minuten überbacken.

Je nach Verträglichkeit können auch einige Käsewürfel unter die Sahne (wahlweise auch Kokosmilch) gerührt werden, dann entfallen die Margarine- oder Butterflöckchen. Statt Kohlrabi können Sie auch anderes Gemüse der Saison verwenden, beispielsweise Zuckererbsen, Spinat oder Mangold.

Eingelegtes Gemüse

2 rote Paprikaschoten
2 gelbe Paprikaschoten
2 grüne Paprikaschoten
1 – 2 Fenchelknollen
½ Hokkaido-Kürbis
250 ml Wasser
125 ml Essig
1 TL Roh-Rohrzucker (nach Geschmack)
10 grüne Pfefferkörner
2 – 3 Lorbeerblätter
Salz
Rosmarin
250 g Zwiebeln
2 Knoblauchzehen
125 ml Raps- oder Olivenöl

- Paprikaschoten auf ein Backblech legen und mit etwas Wasser besprühen. Im vorgeheizten Backofen bei 250 °C (Umluft) etwa zehn Minuten garen. Paprikaschoten herausnehmen, wenn die Haut Blasen wirft und zu platzen beginnt.
- Paprika schälen, vierteln und von den Kernen befreien.
- Fenchel von den äußeren Blättern befreien, in Spalten schneiden und kurz blanchieren. Kürbis schälen und würfeln.
- Wasser mit Essig, Zucker und den Gewürzen aufkochen.
- Die Zwiebeln schälen und in Ringe, Knoblauchzehen schälen und in Scheiben schneiden, im Essigsud etwa sieben Minuten mitgaren.
- Den Sud abkühlen lassen und das Öl dazugeben.
- Paprikaviertel, Fenchel- und Kürbisstücke, Zwiebelringe und Knoblauchstücke schichtweise in hohe Gläser geben.
- Mit dem Sud übergießen, im Kühlschrank abgedeckt ein bis zwei Tage ziehen lassen.
- Das eingelegte Gemüse passt zu Grillgut, frischen Bratkartoffeln und schmeckt als Vorspeise. Auf diese Weise können Sie auch viele andere Gemüsearten einlegen.

Salatbeilage

200 g Gemüse nach Wahl (z. B. Fenchel, Blumenkohl, Kohlrabi)
Salz
etwas Wasser
200 ml heißes Wasser
½ TL körnige Hefewürze
Pfeffer
Schnittlauch
Dill
frische Kräuter, z. B. Basilikum, Gartenkresse

- Gemüse putzen, waschen und in mundgerechte Stücke teilen. Etwa zwei bis drei Minuten in Salzwasser blanchieren, gut abtropfen lassen.
- Marinade aus in heißem Wasser aufgelöster Hefewürze, Pfeffer und fein gehackten Kräutern herstellen.
- Das Gemüse in der Marinade ziehen lassen.

Weitere mögliche Gemüsekombinationen sind beispielsweise:

- Fenchel, gelbe und rote Paprikaschoten, Chinakohl, Teltower Rübchen
- Kürbis- oder Melonenstücke, Apfel, Sauerkraut
- Rote Bete, Honigmelone, gegarte rote Linsen, Champignons

Statt einer Marinade können Sie auch ein bis zwei Butterflöckchen bzw. einen Teelöffel Öl aufs Gemüse geben und alles mit frischen Kräutern bestreuen.

Gemüse immer kurz blanchieren, da durch das kurzzeitige Erhitzen allergene Eiweißbausteine zerstört werden und das Gemüse dadurch bekömmlicher wird. Reine Rohkost ist für viele Allergiker eine zusätzliche Belastung für das Immunsystem.

Diese Salate sind nährstoffreiche Alternativen zu kalorien- und nickelreichen Knabbereien. Sie können sie zusätzlich noch je nach Saison mit Beerenobst (Erdbeeren, Johannisbeeren) oder mit anderen Obstarten nach Geschmack und Verträglichkeit anreichern.

Gemüse vom Grill

1 mittelgroßer Zucchino
1 rote Paprikaschote
100 g Champignons (kleine Köpfe)
1 Zwiebel
100 g Grillkäse oder (Büffel-)Mozzarella
4 EL Olivenöl
1 TL mittelscharfer Senf
3 TL Kräuter der Provence
1 TL Tomatenmark
1 Spritzer Sojasauce oder etwas Chilipulver
Salz
Pfeffer
Schnittlauch

- Zucchino waschen, putzen und in Scheiben schneiden.
- Paprika vierteln, von den Kernen befreien und waschen.
- Champignons putzen und säubern.
- Zwiebel schälen, in breite Spalten schneiden. Den Käse würfeln.
- Öl und Senf mit den Kräutern mischen.
- Tomatenmark unterrühren, eventuell etwas Wasser zugeben. Mit einem Spritzer Sojasauce oder etwas Chili sowie Salz und Pfeffer abschmecken. Schnittlauch in feine Ringe schneiden und untermischen.
- Gemüse, Pilze und Käse abwechselnd auf Spieße stecken.
- Spieße mit der Marinade bestreichen, auf dem Grill unter mehrmaligem Wenden etwa 15 Minuten grillen, mehrmals mit Marinade nachpinseln.
- Das Grillgut kann auch in einer beschichteten, mit Öl ausgepinselten Springform auf den Grill gelegt werden. So erspart man sich Alu- und sonstige nickelhaltige Grillschalen.

> Büffelmozzarella ist auch für Kuhmilcheiweiß-Allergiker geeignet. Besonders würzig wird das Grillgut, wenn einige frische oder getrocknete Kräuter direkt in die Glut gegeben werden, so z. B. Lorbeer, Rosmarin, Basilikum oder auch Fenchelgrün.

Gebratene Auberginen

2 Auberginen
Olivenöl zum Braten
Salz
Pfeffer
Thymian
Majoran
Rosmarin
Knoblauch nach Geschmack

- Die Auberginen waschen, die Stielansätze entfernen. Mit dem Sparschäler in die Schale ein Streifenmuster schneiden (d. h. abwechselnd einen Streifen Schale entfernen, einen Streifen Schale stehen lassen und so weiter).
- Nun die Auberginen in dünne Scheiben schneiden.
- Reichlich Olivenöl in eine Pfanne geben und erhitzen.
- Die Auberginenscheiben würzen und im heißen Öl kurz von beiden Seiten braten. Das Gemüse sollte im Öl leicht schwimmen.
- Auf ein Küchenpapier geben und gut abtropfen lassen.
- Die Auberginen schmecken warm und kalt, können also auch gut vorbereitet werden.

Statt der Auberginen können auch Paprika oder Zucchini angebraten werden. Sie können das Gemüse auch auf dem Grill oder im Backofen zubereiten. Dazu Auberginen oder anderes Gemüse nach Wahl in eine mit reichlich Öl ausgepinselte beschichtete Springform legen, würzen und dann auf den Grill oder in den Backofen (bei 150 °C) geben.

Suppen und Eintöpfe

Lauch-Käse-Ragout

2 Stangen Lauch
6 Kartoffeln
Salz
2 EL Distel- oder Rapsöl
Pfeffer
Paprikapulver
Liebstöckel
Kerbel
100 g Schnittkäse oder 200 g Frischkäse
½ TL Hefewürzpaste
1 Spritzer Zitronensaft
frisch geriebene Muskatnuss

- Lauch waschen, in feine Streifen schneiden.
- Kartoffeln schälen, waschen und in Würfel schneiden. In etwas Salzwasser etwa 10 – 15 Minuten vorgaren.
- Die Kartoffeln abgießen und das Kochwasser dabei auffangen.
- In einem Topf oder Bräter das Öl erhitzen. Lauchstreifen darin leicht dünsten und nach Geschmack mit Salz, Pfeffer, Paprika und Kräutern würzen.
- Kartoffel-Kochwasser in gewünschter Menge zugießen.
- Den Käse würfeln und unter Rühren im Ragout schmelzen lassen. Wahlweise kann auch Frischkäse eingerührt werden.
- Das Ragout mit Hefewürzpaste, Zitronensaft und Muskatnuss verfeinern und etwa zehn Minuten köcheln lassen.
- Die Kartoffelwürfel unterrühren, das Ragout weitere fünf Minuten köcheln lassen.
- Vor dem Servieren noch einmal abschmecken.

Rote-Linsen-Eintopf

2 rote Zwiebeln
1 kleine Fenchelknolle
2 EL Distelöl
1 l Wasser
1 TL Hefewürzpaste oder Hefeflocken
½ Hokkaido-Kürbis
200 g Aprikosen oder Pfirsiche, frisch oder aus dem Glas
200 g rote Linsen
Salz
Pfeffer
Bohnenkraut
Liebstöckel nach Geschmack
½ Bund Schnittlauch

- Zwiebeln schälen und fein würfeln. Fenchel putzen und in feine Streifen schneiden. Das Fenchelgrün beiseite legen.
- Öl in einem Topf erhitzen, die Fenchelstreifen darin andünsten.
- Das Wasser und Hefewürzpaste oder Hefeflocken dazugeben.
- Kürbis putzen, in mundgerechte Stücke schneiden und zum Fenchel geben. Die Suppe etwa 30 Minuten köcheln.
- Aprikosen oder Pfirsiche schälen (Obst aus dem Glas gut abtropfen lassen) und grob würfeln. Die Linsen unter den Fenchel und den Kürbis mischen, mit Salz, Pfeffer, Bohnenkraut und nach Geschmack mit Liebstöckel würzen.
- Aprikosen oder Pfirsiche in die Suppe geben und den Eintopf weitere 15 Minuten köcheln lassen.
- Schnittlauch und Fenchelgrün fein hacken und vor dem Servieren über die Suppe streuen.

Statt des frischen Kürbisses können auch tiefgekühlte Kürbisstücke zur Suppe gegeben werden. Auch süßsauer eingelegter Kürbis kann verwendet werden, ist aber meist stark mit Essig versetzt (beim Würzen beachten). Wenn Sie Kürbis aus dem Glas verwenden, verkürzt sich die Kochzeit um 15 Minuten.

Winterlicher Eintopf

300 g Kartoffeln
1 kleiner Spitzkohl
1 kleiner Chinakohl oder Pak Choi
2 mittelgroße Zwiebeln
2 Möhren
2 EL Rapsöl
1,5 l Wasser
1 TL Hefewürzpaste
2 TL Thymian
1 Prise Salz
1 Prise Pfeffer
andere Kräuter nach Wahl

- Kartoffeln schälen, waschen und in mundgerechte Stücke schneiden.
- Kohl von den äußeren Blättern und vom Strunk befreien und grob in Stücke schneiden.
- Zwiebeln schälen und in feine Ringe schneiden.
- Möhren putzen, eventuell schälen und würfeln.
- Das Öl in einem großen Topf erhitzen, Zwiebeln, Kohl, Kartoffeln und Möhren nach und nach dazugeben und das Gemüse kurz bei kleiner Hitze andünsten.
- Wasser zum Gemüse geben. Hefewürzpaste und Thymian unterrühren, Salz, Pfeffer und weitere Kräuter nach Belieben einstreuen.
- Den Eintopf bei kleiner Hitze etwa 45 Minuten köcheln lassen, nach Bedarf mit etwas Wasser auffüllen.
- Vor dem Servieren gut abschmecken.

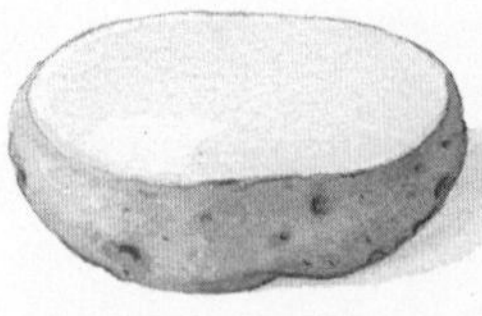

Sauerkrautsuppe

300 g Kartoffeln
200 g Hokkaido-Kürbis (oder süßsauer eingelegter Kürbis)
2 EL Distelöl
1,5 l Wasser
1 gut gehäufter TL Hefewürzpaste
Bohnenkraut
500 g frisches Sauerkraut
Salz
fein gehackter Schnittlauch
frisches oder getrocknetes Liebstöckel

- Die Kartoffeln schälen, waschen und würfeln.
- Kürbis putzen und ebenfalls würfeln (Kürbis aus dem Glas gut abtropfen lassen).
- Einen Esslöffel Öl in einem Topf erhitzen, Kürbis und Kartoffeln zugeben, kurz andünsten und dann das Wasser dazugießen.
- Hefewürze und Bohnenkraut unter das Gemüse rühren und die Suppe 30 Minuten köcheln lassen. (Kürbis aus dem Glas erst nach zehn Minuten Kochzeit dazugeben.)
- Sauerkraut in einem Extratopf etwa 15 Minuten in etwas Öl dünsten und dann zur Suppe geben, das Sauerkraut verzögert sonst das Garwerden der Kartoffeln.
- Die Suppe nochmals 15 Minuten köcheln lassen, dann nach Geschmack nachwürzen.
- Vor dem Servieren noch etwas Schnittlauch und Liebstöckel über die Suppe streuen.

> Bohnenkraut hebt den Eigengeschmack des verwendeten Gemüses wunderbar hervor, daher muss nur sparsam nachgewürzt werden.

Kartoffelsuppe

6 große Kartoffeln
1 Stange Lauch
300 g Kürbis oder Teltower Rübchen
1 l Wasser
Majoran
Liebstöckel nach Geschmack
1 gut gehäufter TL körnige Hefewürze
Salz
fein gehackter Schnittlauch

- Die Kartoffeln schälen, waschen und würfeln.
- Lauch waschen, Strunk entfernen und die weißen und hellgrünen Teile in feine Ringe schneiden, dunkelgrünen Teil zur späteren Verwendung beiseite legen.
- Kürbis oder Rübchen schälen, waschen und in kleine Würfel schneiden.
- Kartoffeln, Kürbis und Lauch in einem Topf mit dem Wasser aufsetzen und etwa 30 Minuten köcheln.
- Etwas Majoran und Liebstöckel zur Suppe geben und mitkochen lassen.
- Das Gemüse nach Belieben mit einem Pürierstab oder Kartoffelstampfer zerkleinern (oder grobe Stücke belassen) und mit Hefewürze, Salz, Majoran und Liebstöckel gut abschmecken.
- Dunkelgrüne Teile des Lauchs in feine Streifen schneiden und zusammen mit dem Schnittlauch über die Suppe streuen.

> Die Suppe kann noch mit Croûtons verfeinert werden. Dazu verträgliches Brot würfeln, ohne Fett in einer Pfanne rösten und über die Suppe geben.
> Zur Suppe passen auch frische Reibekuchen.

Mangold-Gemüse-Suppe

2 Zwiebeln
1 Stange Lauch
300 g Mangold oder frischer Blattspinat
1 kleine rote Paprikaschote
1 kleine gelbe Paprikaschote
2 Tomaten
200 g Kürbis, frisch oder aus dem Glas
2 EL Öl
1,5 l Wasser
1 TL Hefewürzpaste
Salz
Pfeffer
Chilipulver
Knoblauch nach Geschmack

- Zwiebeln schälen und in dünne Ringe schneiden.
- Gemüse putzen und waschen. Lauch, Mangold und Paprika in Streifen schneiden, Tomaten fein würfeln.
- Kürbis schälen und in kleine Würfel schneiden (oder gut abtropfen lassen).
- Das Öl in einem Topf erhitzen, die Zwiebeln darin kurz andünsten.
- Mit dem Wasser ablöschen. Zuerst den Kürbis, die Tomaten und den Lauch, nach zehn Minuten das restliche Gemüse in den Topf geben.
- Nach Geschmack mit Hefewürze, Salz, Pfeffer, Chili und Knoblauch würzen und die Suppe weitere 20 – 30 Minuten garen.

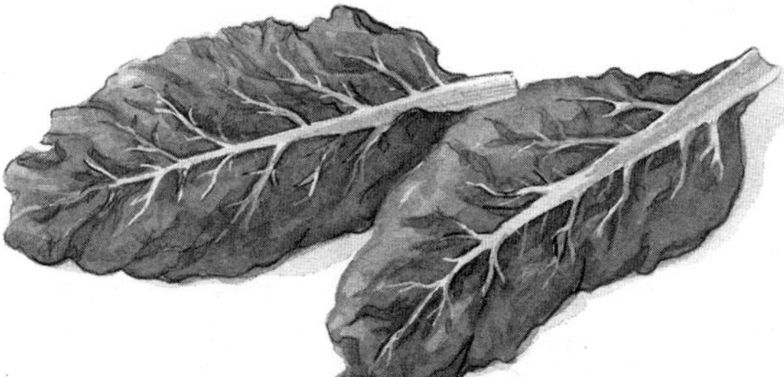

Paprikasuppe

2 große Zwiebeln
3 EL Distelöl
Knoblauch nach Belieben
500 ml Wasser
2 gelbe Paprikaschoten
2 rote Paprikaschoten
1 TL körnige Hefewürze
Salz
Pfeffer
Rosenpaprikapulver
Oregano
Thymian
2 EL Kokosmilch, Reisdrink, Sahne oder Kartoffelmehl zum Andicken
frisches oder getrocknetes Liebstöckel

- Zwiebeln schälen und grob würfeln.
- Öl in einen hohen Topf geben. Zwiebeln darin glasig dünsten, eventuell frischen Knoblauch zugeben und kurz mitdünsten. Mit dem Wasser ablöschen.
- Paprikaschoten halbieren, Kerne entfernen. Paprika waschen und in Streifen schneiden. Paprikastreifen zur Suppe geben und etwa 20 Minuten köcheln. Mit Hefewürze abschmecken, dann etwa weitere 20 Minuten bei kleiner Hitze garen.
- Kurz vor Ende der Garzeit die Suppe mit Salz, Pfeffer, Paprika und Kräutern nach Geschmack würzen.
- Die Suppe kann mit Kokosmilch, Reisdrink, Sahne oder Kartoffelmehl angedickt werden – sie schmeckt aber auch ohne.
- Vor dem Servieren mit frischem oder getrocknetem Liebstöckel verfeinern.

> Dazu passt sehr gut Zwiebelbaguette mit Kräuterbutter.

Bunter Gemüsetopf

1 Zwiebel
2 – 3 Tomaten
1 – 2 Fenchelknollen
1 Knoblauchzehe oder 1 Prise entöltes Knoblauchpulver
250 g grüne Bohnen
1 kleiner Kohlrabi
200 g Kürbis, frisch oder aus dem Glas
2 EL Distel- oder Olivenöl
500 – 750 ml Wasser
1 TL körnige Hefewürze
Bohnenkraut
Oregano
Schnittlauch
Paprikapulver
Salz
1 EL Essig

- Zwiebel schälen, Stielansätze der Tomaten und Strünke der Fenchelknollen entfernen. Tomaten und Zwiebel grob würfeln, Fenchel putzen und in feine Streifen schneiden.
- Knoblauchzehe schälen und grob zerkleinern (oder später mit Knoblauchpulver würzen).
- Bohnen putzen, waschen und in größere Stücke schneiden. Kohlrabi schälen und würfeln, das frische Blattgrün in feine Streifen schneiden.
- Den Kürbis schälen, putzen und würfeln (oder den eingelegten Kürbis gut abtropfen lassen).
- Zwiebel und Knoblauch im Öl anbraten. Das Wasser dazugießen, Hefewürze darin auflösen.
- Kürbisstücke und Bohnen in die Suppe geben und etwa zehn Minuten köcheln lassen.
- Tomaten, Fenchel und Kohlrabi zur Suppe geben und etwa 20 Minuten bei schwacher Hitze weiterköcheln lassen.
- Mit den Kräutern, Paprika und Salz und mit etwas Essig würzen (bei eingelegtem Kürbis ist kein weiterer Essig nötig).

Pilzragout

250 g Austernpilze, Butterpilze und/oder Champignons
100 g Schalotten
1 EL Margarine oder Butter
200 g Naturjoghurt oder 100 g Kokoscreme
Salz
Pfeffer
Knoblauch oder Bärlauch
Thymian
Schnittlauch
½ TL körnige Hefewürze oder 1 EL Hefeflocken

- Pilze putzen, säubern und nach Bedarf in mundgerechte Stücke schneiden.
- Die Schalotten schälen und fein würfeln.
- Fett in einer Pfanne erhitzen und die Schalotten kurz andünsten.
- Die Pilze zu den Zwiebeln geben und in der Pfanne schwenken.
- Joghurt oder Kokoscreme mit Salz, Pfeffer, etwas Knoblauch oder Bärlauch und Kräutern nach Geschmack würzen und unter die Pilze heben.
- Hefewürze oder -flocken dazugeben und gut verrühren.
- Das Ragout passt gut zu Nudeln oder Reis, kann aber auch als Vorspeise mit Baguette gereicht werden.

> Wer mag, kann natürlich auch Pfifferlinge oder andere Zuchtpilze verwenden.
> Kokos ist eine Steinfrucht und eignet sich als nickelfreie Alternative bei einer Kuhmilch-Allergie. Joghurt gibt es aber auch aus Ziegen- oder Schafsmilch. Je nach Verträglichkeit kann die passende Zutat ausgewählt werden.

Feine Möhren-Kürbis-Suppe

300 g Möhren
1 Zwiebel
1 EL Margarine oder Butter
gemahlener Koriander
300 g Hokkaido-Kürbis
1 TL Hefewürzpaste
1 l heißes Wasser
Salz
Cayennepfeffer
Liebstöckel
Basilikum
Essig nach Bedarf
1 EL Sesam

- Möhren und Zwiebel schälen und würfeln.
- Etwas Fett erhitzen, Zwiebel darin glasig dünsten und mit etwas Koriander bestreuen.
- Kürbis vierteln, säubern und würfeln.
- Möhren und Kürbis zu den Zwiebeln geben. Hefewürzpaste im heißem Wasser auflösen und die Brühe zum Gemüse geben.
- Die Suppe kurz aufkochen und dann etwa 30 Minuten köcheln lassen.
- Einen Teil der Gemüsewürfel aus der Brühe nehmen. Die restliche Suppe kurz pürieren, Möhren- und Kürbisstücke wieder dazugeben.
- Die Suppe nochmals kurz aufkochen, nach Geschmack mit Salz, Cayennepfeffer, Kräutern und Essig würzen.
- Sesam ohne Fett in einer Pfanne rösten und vor dem Servieren über die Suppe geben.
- Dazu passen Baguettescheiben oder gewürfelter, gerösteter Toast.

Außerhalb der Kürbiszeit kann süßsauer eingelegter Kürbis für die Suppe verwendet werden. Dazu die Kürbiswürfel gut abtropfen lassen, einige Stücke fein würfeln.

Gemüsegeschnetzeltes

100 g Lauch
200 g Chinakohl oder Pak Choi
Salz
1 Zwiebel
200 g Pilze (Champignons, Austern- oder Butterpilze)
100 g Aprikosen oder Pfirsiche
3 EL Distelöl
Pfeffer
etwas Weißwein oder Traubensaft (nach Bedarf)
2 EL Weizenmehl (Type 405)
250 ml Wasser
2 – 3 EL Sahne oder Soja Creme (ersatzweise Stärke)

- Lauch und Chinakohl oder Pak Choi putzen, waschen und in feine Streifen schneiden.
- Gemüse mit etwas Wasser aufsetzen, salzen und etwa zehn Minuten dünsten. Gut abtropfen lassen.
- Zwiebel schälen und fein würfeln.
- Pilze putzen, säubern und in feine Streifen schneiden.
- Aprikosen oder Pfirsiche schälen und in mundgerechte Stücke teilen.
- Öl in einem Topf erhitzen, die Zwiebel und die Pilze leicht anbraten und mit Salz und Pfeffer würzen.
- Eventuell etwas Weißwein oder ungesüßten Traubensaft dazugeben.
- Das Mehl einstreuen, gut verrühren und das Wasser dazugießen.
- Pilzsauce kurz aufkochen, bei schwacher Hitze zehn Minuten köcheln.
- Gemüsestreifen und Obststücke zu den Pilzen geben, Sahne oder Soja Creme unterrühren (bei Unverträglichkeit weglassen und mit etwas Speisestärke andicken).
- Das Geschnetzelte mit Spätzle oder Reis servieren.

> Außerhalb der Saison können auch Aprikosen oder Pfirsiche aus dem Glas verwendet werden. Dazu das Obst zunächst gut abtropfen lassen, Flüssigkeit auffangen und später nach Belieben zur Sauce dazugeben.

Gemüsecurry

1 Schalotte
1 kleiner Blumenkohl (nach Verträglichkeit)
1 kleine Stange Lauch
1 Möhre
200 g Kohlrabi und/oder Fenchel
2 EL Öl
1 TL Currypulver
2 – 3 reife Bananen
Knoblauchpulver nach Belieben
2 EL Sahne, Kokosmilch oder Soja Creme (oder Mehl-Wasser-Mischung)

- Die Schalotte schälen, das Gemüse putzen, vom Lauch nur die weißen und hellgrünen Teile verwenden.
- Die Schalotte in kleine Würfel schneiden.
- Blumenkohl in Röschen teilen, die Stiele möglichst klein schneiden.
- Lauch und Möhre in dünne Scheiben oder Streifen scheiden. Kohlrabi oder Fenchel fein würfeln.
- Das Öl in einem Topf erhitzen, gewürfelte Schalotte und Gemüsestücke darin anbraten. Mit Currypulver würzen.
- Die Bananen schälen, in Scheiben schneiden und unterheben.
- Nach Geschmack kann auch mit etwas entöltem Knoblauchpulver gewürzt werden.
- Das Gemüsecurry etwa 15 Minuten bei schwacher Hitze köcheln, dabei eventuell etwas Wasser dazugießen, damit nichts anbrennt.
- Gemüse mit Sahne, Kokosmilch oder Soja Creme (oder mit einer Mehl-Wasser-Mischung) verfeinern und nochmals zehn Minuten köcheln.
- Nudeln oder Reis zum Gemüsecurry servieren.

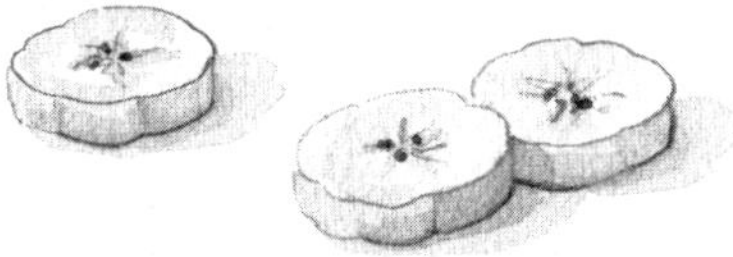

Die gute Knolle – Kartoffelspezialitäten

Kartoffelplätzchen

500 g Kartoffeln
100 g Champignons
50 g Schnittkäse oder 150 g Frischkäse
½ rote Paprikaschote
100 g Dinkelmehl (Type 630)
Salz
Pfeffer
edelsüßes Paprikapulver
gehackter Schnittlauch
2 – 4 EL Rapsöl

- Die Kartoffeln waschen, in der Schale mit ausreichend Wasser aufsetzen und zum Kochen bringen. Nach etwa 20 Minuten abgießen, kalt abschrecken und pellen.
- Die Kartoffeln noch heiß durch die Kartoffelpresse drücken oder mit dem Mixer pürieren.
- Champignons putzen, säubern und in Scheiben schneiden. Große Pilze vorher vierteln.
- Den Käse fein würfeln oder reiben.
- Die Paprikaschote putzen, waschen und fein würfeln.
- Käse oder Frischkäse und Mehl unter die Kartoffelmasse geben, dann Champignons und Paprika dazugeben. Gut vermischen und mit Salz, Pfeffer, Paprikapulver und Schnittlauch abschmecken.
- Das Öl in einer Pfanne erhitzen.
- Mit angefeuchteten Händen aus dem Kartoffelteig flache Küchlein formen. Kartoffelplätzchen von beiden Seiten etwa fünf Minuten anbraten.
- Als Beigabe passt dazu warmes Apfelmus, aber auch Fenchel- oder Kürbisgemüse.

Kartoffelpfannkuchen

4 – 5 Kartoffeln
500 g Dinkelmehl (Type 630)
1 Päckchen Weinsteinbackpulver
4 – 5 EL Roh-Rohrzucker
250 ml Mineralwasser (mit Kohlensäure)
Öl zum Braten

- Die Kartoffeln schälen, waschen und roh reiben.
- Kartoffelmasse etwas ausdrücken und gründlich mit Mehl, Backpulver, Zucker und Mineralwasser vermischen. Der Teig sollte nicht zu locker werden.
- Das Öl in einer Pfanne erhitzen.
- Pro Pfannkuchen zwei Esslöffel Teig in das heiße Fett geben. Pfannkuchen einige Minuten von jeder Seite braten.

Nach Belieben Apfelschnitze mitbraten oder auf die fertigen Pfannkuchen z. B. Heidelbeeren oder Preiselbeeren geben. Für Leckermäuler kann auch eine Extraportion Zucker auf den Pfannkuchen gestreut werden. Wie wäre es beispielsweise mit Ahornzucker? Aber Achtung, der Zucker ist sehr geschmacksintensiv.

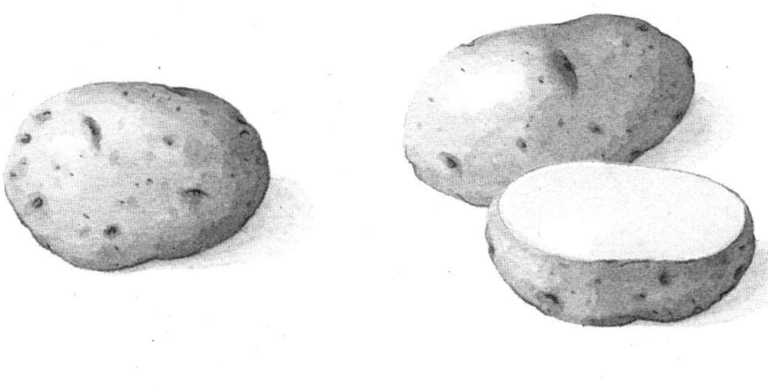

Kartoffelpizza

7 Kartoffeln
1 EL Kartoffelmehl
Salz
1 EL Oliven- oder Distelöl
4 – 6 Tomaten
50 – 100 g Schnittkäse oder Mozzarella
Öl zum Beträufeln
Salz
Pfeffer
Oregano
Thymian

- Kartoffeln schälen, waschen und vierteln. Sechs Kartoffeln in etwas Wasser garen.
- Kochwasser bis auf einen kleinen Rest abgießen und die Kartoffeln mit dem verbliebenen Kochwasser pürieren.
- Die restliche Kartoffel reiben und mit dem Kartoffelmehl zu dem Püree geben.
- Salz und Öl unterrühren, bis ein geschmeidiger Teig entsteht (eventuell noch etwas Öl dazugeben).
- Den Teig auf einem mit Backpapier ausgelegten Backblech nicht zu dick ausrollen, den Rand etwas hochdrücken. Bei 175 °C (Umluft) etwa 15 Minuten vorbacken.
- In der Zwischenzeit Tomaten waschen, von den Stielansätzen befreien und in Scheiben schneiden.
- Den Käse in kleine Würfel schneiden.
- Tomaten auf dem vorgebackenen Teig verteilen. Alles mit etwas Öl beträufeln und nach Geschmack würzen.
- Die Käsewürfelchen auf der Pizza verteilen.
- Pizza noch weitere 30 – 40 Minuten bei 175 °C (Umluft) backen.

Kartoffel-Pilz-Pfanne

500 g Kartoffeln
100 g Austernpilze
100 g Champignons und/oder Butterpilze
1 Zwiebel
6 EL Distelöl
Salz
Pfeffer
Thymian
Salbei
50 g Schnittkäse
Schnittlauch oder Kresse nach Geschmack

- Kartoffeln waschen und mit der Schale garen. Kochwasser abgießen, Kartoffeln kalt abschrecken und pellen.
- Die Kartoffeln nach dem Abkühlen in Scheiben schneiden. (Auch Kartoffeln vom Vortag können verwendet werden.)
- Pilze säubern, in schmale Streifen schneiden. Zwiebel schälen und fein würfeln.
- Einen Esslöffel Öl in einer Pfanne erhitzen, die Pilze kurz andünsten und dann herausnehmen.
- Nun die Zwiebel in dem Öl anbraten. Das restliche Öl dazugeben und erhitzen.
- Kartoffelscheiben unter die Zwiebelwürfelchen mischen, nach Geschmack würzen und knusprig braten.
- Die Pilze zu den gebratenen Kartoffeln geben. Den Käse untermischen und kurz anschmelzen lassen.
- Vor dem Servieren fein gehackten Schnittlauch oder Kresse über die Kartoffel-Pilz-Pfanne streuen.

Herzhafte Kartoffelpuffer

Grundrezept:

500 g Kartoffeln
Salz
1 Spritzer Zitronensaft
1 kleine Zwiebel
Raps- oder Olivenöl zum Braten

- Die Kartoffeln schälen, waschen und reiben.
- Mit etwas Salz und einem Spritzer Zitronensaft würzen.
- Die Zwiebel schälen, fein würfeln und unterheben.
- Reichlich Raps- oder Olivenöl in einer Pfanne erhitzen.
- Mit einem Esslöffel oder einer kleinen Schöpfkelle den Kartoffelteig portionenweise im heißen Fett zu knusprigen Puffern ausbacken.

Variationen:

- Zwei bis drei Esslöffel verträgliche Getreideflocken (z. B. Reisflocken oder Hartweizengrieß) unter die Kartoffelmasse rühren. Die Masse kurz quellen lassen und dann wie beschrieben weiterverarbeiten.
- Eine rote und eine gelbe Paprikaschote putzen, waschen, würfeln. Zwei Tomaten und eine Zwiebel klein schneiden. Etwas Öl in einer Pfanne erhitzen, Paprika, Tomaten und Zwiebel darin dünsten, mit Salz und weißem Pfeffer würzen. Puffer wie beschrieben zubereiten und das Gemüse als Beilage dazu servieren.
- Gemüse in feine Würfel schneiden und in den Pufferteig geben. Sehr lecker und farblich neutral ist Fenchel. Mit Kürbis oder pürierten Möhren bekommen die Puffer eine orange Tönung – vor allem in der Halloween-Zeit ein Renner! Die bunten Puffer eignen sich besonders für Gemüsemuffel.

Überbackene Kartoffeln vom Blech

8 dicke Kartoffeln
evtl. Fett für die Form
250 ml Hefebrühe
Salz
Pfeffer
Thymian
Basilikum nach Geschmack
2 Zwiebeln
2 Stangen Lauch oder 1 Bund Frühlingszwiebeln
150 g Schnittkäse
200 g Naturjoghurt oder Sahne
4 kleine Tomaten
1 EL Margarine oder Butter
1 EL gehackter Schnittlauch

- Kartoffeln schälen, waschen und in dünne Scheiben schneiden.
- Backblech mit Backpapier auslegen oder große Auflaufform einfetten.
- Kartoffelscheiben auf dem Backblech oder in der Auflaufform verteilen.
- Warme Hefebrühe mit Salz, Pfeffer und Kräutern nach Geschmack würzen und über die Kartoffeln gießen.
- Zwiebeln schälen und fein hacken, Lauch oder Frühlingszwiebeln in feine Streifen schneiden und zusammen über die Kartoffeln geben.
- Die Kartoffelscheiben bei 170 °C (Umluft) etwa 15 Minuten vorbacken.
- Käse würfeln und mit Joghurt oder Sahne bzw. verträglicher Variante mischen. Die Sauce mit Salz und Pfeffer würzen.
- Tomaten in Scheiben schneiden und auf den Kartoffeln verteilen.
- Mit der Sauce übergießen und einige Butter- oder Margarineflöckchen darübergeben.
- Die Kartoffeln nochmals 15 – 20 Minuten überbacken, vor dem Servieren mit gehacktem Schnittlauch bestreuen.

Überbackene Kartoffeln lassen sich leicht vorbereiten. Die Kartoffeln vorbacken, Tomaten und Käse schneiden und die Sauce anrühren. 30 Minuten vor dem Essen alles aus dem Kühlschrank holen, fertig zubereiten und in den Ofen stellen.

Kartoffelmarzipan

150 g Kartoffeln
150 – 200 g Roh-Rohrzucker
1 – 2 Tropfen Bittermandelöl
100 g Puderzucker
Puderzucker zum Bestreuen
Zimtpulver

- Kartoffeln schälen, waschen und in etwas Wasser garen.
- Die Kartoffeln durch eine Kartoffelpresse drücken oder im Mixer pürieren.
- Zucker in einem kleinen Topf langsam erhitzen, etwa sieben Minuten köcheln.
- Zucker und Kartoffeln gründlich vermischen und die Masse über Nacht kalt stellen. Zu viel Zucker bewirkt, dass der Teig zu dünn wird, deshalb vorsichtig portionenweise zu den Kartoffeln geben.
- Die Masse mit Bittermandelöl verfeinern und mit dem Puderzucker verkneten.
- Aus dem Teig kleine Kartoffeln formen. Puderzucker mit etwas Zimt vermischen und die Kugeln darin wälzen.

Die Masse kann auch fein ausgerollt werden, am besten unter Folie, und dann mit Plätzchenformen ausgestochen werden. So können Plätzchen oder Kuchen fantasievoll verziert werden.

Kartoffelmarzipan kann als Backzutat wie handelsübliches Marzipan verwendet werden, dann aber im eigentlichen Rezept weniger Zucker verwenden, Kartoffelmarzipan ist sehr süß.

Es lässt sich auch gut einfrieren.

Nachspeisen

Aprikosendessert

2 Gläser Aprikosen (je 175 g)
1 – 2 EL Speisestärke oder 10 g Agar-Agar-Pulver
2 EL Zitronensaft
1 EL Roh-Rohrzucker

- Aprikosen abgießen, den Saft auffangen und das Obst in Achtel schneiden. Aprikosen zunächst beiseite stellen.
- Speisestärke mit etwas Saft anrühren. 250 Milliliter des aufgefangenen Saftes (eventuell mit Wasser bis zur benötigten Menge auffüllen) erhitzen und die Speisestärke unterrühren. Bei Verwendung von Agar-Agar dieses mit 250 Milliliter Wasser oder Obstsaft aufkochen. (Wer auf Jod empfindlich reagiert, sollte auf Agar-Agar verzichten.)
- Nach Verträglichkeit können Sie auch noch einen Spritzer Zitronensaft zugeben.
- Roh-Rohrzucker untermischen. Wenn er sich aufgelöst hat, die Aprikosen darunterheben.
- Noch etwa drei Minuten köcheln lassen. Das Dessert in kleine Schälchen füllen und etwas abkühlen lassen.
- Dazu passt ein Grießpudding (siehe Seite 134).

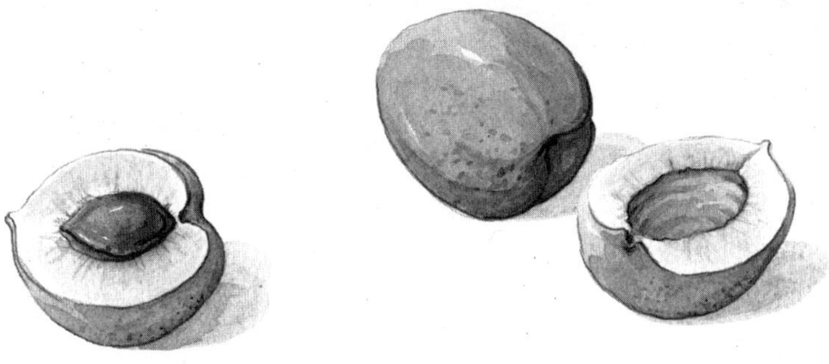

Grießpudding

500 ml Milch oder Reisdrink
1 Päckchen Vanillesaucenpulver
2 – 3 EL Roh-Rohrzucker
3 EL Weizengrieß

- Drei Esslöffel Milch oder Reisdrink mit dem Vanillesaucenpulver und dem Zucker verrühren.
- Zwei Drittel der restlichen Milch erhitzen, den Grieß einrühren.
- Grieß bei schwacher Hitze quellen lassen.
- Das angerührte Saucenpulver und nach Bedarf die restliche Milch oder restlichen Reisdrink dazugeben, alles nochmals aufkochen lassen.

Bei Verwendung von Reisdrink statt Milch darauf achten, dass Reisdrink sehr dünnflüssig ist (entspricht in etwa der Konsistenz von Magermilch). Nehmen Sie besser anfangs weniger als einen halben Liter, nachfüllen können Sie immer noch. Der Pudding wird sonst zu flüssig. Die »glasige« Farbe des fertigen Puddings ist charakteristisch für Reismilch.

Traubengelee

400 g blaue und grüne Weintrauben
1 Banane
750 ml heller Traubensaft
20 g Agar-Agar-Pulver
1 EL Weißwein nach Belieben

- Trauben waschen, gut abtrocknen, halbieren und eventuell entkernen. Auf vier Dessertschalen verteilen. Banane (oder anderes verträgliches Obst nach Saison und Geschmack) schälen, in Scheiben schneiden und auf den Trauben verteilen.
- 200 Milliliter Traubensaft mit dem Agar-Agar verrühren und in einem Topf kurz aufkochen. Den restlichen Saft kalt dazugießen, eventuell noch Weißwein hinzugeben.
- Den angedickten Traubensaft zügig über die Trauben geben.
- Etwas abkühlen lassen und die Dessertschalen in den Kühlschrank stellen.
- Das Gelee etwa zwei bis drei Stunden fest werden lassen.

> Das Gelee kann mit Melisseblättchen, einem Klecks Sahne oder etwas Vanillepudding verziert werden. Falls Sie Reis- oder Sojasahne aufschlagen, bitte Sahnefestiger verwenden.

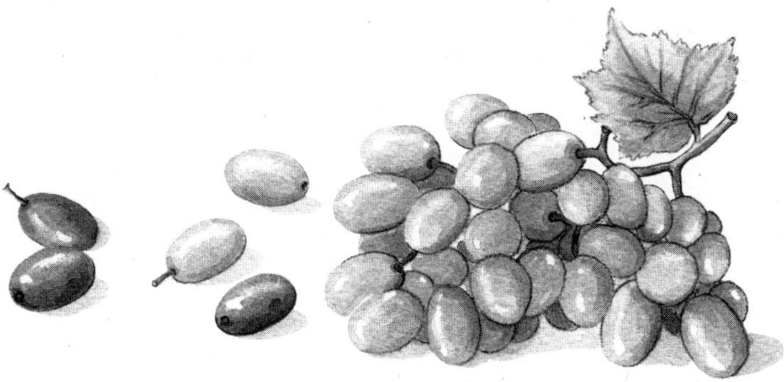

Fruchtige Käsecreme

20 g gehackte oder gestiftelte Mandeln oder Sesam
150 g grüne Weintrauben
150 g blaue Weintrauben
300 g Frischkäse oder 250 g Speisequark
1 Päckchen Vanillezucker
40 g Roh-Rohrzucker oder 2 EL Akazienhonig
etwas Zitronen- oder Limettensaft
einige Blättchen Zitronenmelisse

- Mandeln oder Sesam ohne Fett in einer Pfanne rösten.
- Die Weintrauben waschen, mit Küchenpapier abtupfen, halbieren und eventuell entkernen.
- Frischkäse oder Quark mit Vanillezucker, Zucker oder Honig und etwas Zitronen- oder Limettensaft glatt rühren.
- Ein paar kleine Blättchen Zitronenmelisse fein hacken und unter die Käsecreme ziehen.
- Halbierte Weintrauben mit der Käsemasse schichtweise in Gläser einfüllen und mit den gerösteten Mandeln oder dem Sesam verzieren.

Statt Frischkäse eignet sich auch Soja Creme, diese muss aber mit etwas mehr Melisse und eventuell etwas abgeriebener Zitronenschale gewürzt werden.

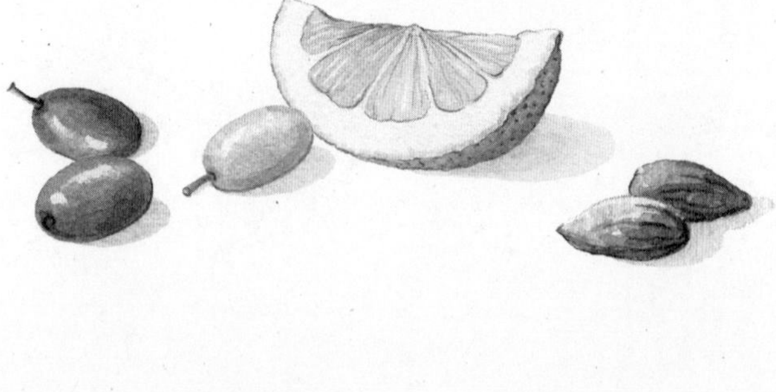

Stachelbeer-Pfirsich-Schale

100 g Pfirsiche, frisch oder aus dem Glas
200 g Stachelbeeren, frisch oder aus dem Glas
1 Päckchen Vanillepuddingpulver
2 – 3 EL Roh-Rohrzucker oder Agavendicksaft
etwas abgeriebene Zitronenschale
1 Prise Zimtpulver
etwas Sahne oder Vanillepudding nach Belieben

- Pfirsiche schälen, halbieren und entkernen. In Stücke schneiden und mit etwas Wasser kurz dünsten. Oder Pfirsich aus dem Glas abgießen und den Saft auffangen.
- Stachelbeeren putzen oder Stachelbeeren aus dem Glas abgießen und abtropfen lassen.
- Vier Esslöffel Pfirsichsaft (vom Dünsten oder aus dem Glas) mit dem Puddingpulver verrühren.
- 400 Milliliter Pfirsichsaft (eventuell mit Wasser auffüllen) mit Zucker, Zitronenschale und Zimt aufkochen und das angerührte Puddingpulver hineingeben.
- Die Pfirsichstücke und Stachelbeeren in den Pudding geben und gut vermischen.
- Das Dessert nach kurzem Abkühlen in kleinen Schalen servieren.
- Nach Geschmack kann über die Grütze noch etwas Sahne oder ein Klacks Vanillepudding gegeben werden.

> Schmeckt auch gut mit Birnenstückchen oder Ananas anstelle der Stachelbeeren.

Aprikosen-Joghurt-Schale

300 g Aprikosen, frisch oder aus dem Glas
etwas Wasser
3 – 4 EL Ahornsirup
Saft einer Zitrone (nach Belieben)
200 g Naturjoghurt
200 ml Crème fraîche, Sahne oder Soja Creme
2 EL Kürbiskerne
frische Melisseblättchen

- Frische Aprikosen kurz in kochendes Wasser tauchen, dann häuten, halbieren und entkernen. Oder Früchte aus dem Glas abgießen und den Saft auffangen.
- Eine Aprikose in feine Scheiben schneiden, die restlichen Früchte pürieren. Eventuell etwas Wasser dazugeben, wenn die Masse zu dickflüssig ist.
- Aprikosenpüree mit zwei Esslöffel Ahornsirup abschmecken. Bei Verträglichkeit noch den Saft einer unbehandelten Zitrone dazugeben.
- Joghurt mit Crème fraîche, Sahne oder Soja Creme und dem restlichen Ahornsirup verrühren.
- Joghurtcreme mit den pürierten Früchten mischen und in vier Dessertschalen füllen.
- Die Aprikosenscheiben auf dem Dessert verteilen.
- Mit Kürbiskernen und etwas Melisse garniert servieren.

Heidelbeer-Honigkuchen-Dessert

200 g Heidelbeeren, frisch oder aus dem Glas
2 EL Speisestärke
175 g Honigkuchen
500 ml Vanillepudding (aus 500 ml Milch)
etwas Speisestärke
Carobraspel, Kokosflocken oder bunte Streusel

- Heidelbeeren putzen oder Früchte aus dem Glas abgießen, dabei den Saft auffangen.
- Speisestärke mit 200 Milliliter Saft und/oder Wasser verrühren, kurz aufkochen.
- Heidelbeeren unterheben und das Obst anschließend abkühlen lassen.
- Honigkuchen halbieren, in kleine Streifen schneiden, eine Puddingschüssel damit auslegen, Lücken mit kleineren Kuchenstücken füllen.
- Vanillepudding mit etwas Speisestärke andicken, über den Kuchen geben.
- Nun das Heidelbeerkompott darüber verteilen.
- Mit einigen Carobraspeln, Kokosflocken oder bunten Streuseln verzieren.

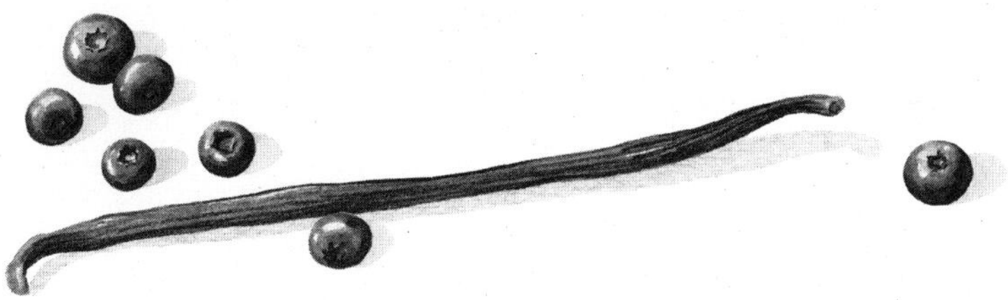

Roswithas Eierpunsch

2 – 3 Hühnereier oder 8 – 10 Wachteleier
100 g Puderzucker
1 Prise Vanillepulver
1 EL Puddingpulver (Geschmack nach Wahl und Verträglichkeit)
100 ml Weißwein oder Fruchtsaft (z. B. Pfirsich- oder Aprikosensaft)

- Eier aufschlagen, Eigelb und Eiweiß trennen – bei Wachteleiern geht das Trennen nur mit viel Geduld, sie können auch ganz verwendet werden.
- Eiweiß (oder Wachteleier) etwa 15 Minuten auf mittlerer Stufe mit dem Mixer schaumig rühren, dann Puderzucker und Vanillepulver durch ein Sieb dazugeben. Nochmals einige Minuten rühren.
- Eigelb und Puddingpulver dazugeben.
- Weißwein oder Fruchtsaft nur leicht erwärmen und unter ständigem Rühren unter die Eiermasse mischen.
- Da der Punsch direkt nach dem Mixen sehr schaumig ist, sollte er einige Zeit ruhen, bevor er in eine Flasche gefüllt wird, sonst ist außer Schaum nicht viel in einer Flasche.
- Das Getränk hält sich zwei bis drei Tage im Kühlschrank, vor dem Servieren immer kurz schütteln.

Wachteleier (oder auch Gänse- und Enteneier) können manchmal eine geeignete Alternative sein, wenn Hühnereier nicht vertragen werden.

Fruchtgelee

400 ml Wasser
2 EL Früchteteemischung oder Rotbuschtee
2 – 3 EL Akazien- oder Waldhonig
1 gehäufter TL Agar-Agar-Pulver
Puderzucker nach Belieben
frische Früchte nach Belieben

- Das Wasser aufkochen und den Früchte- oder Rotbuschtee mit dem heißen Wasser überbrühen.
- Den Tee 15 Minuten ziehen lassen und dann abgießen.
- Tee mit Honig und Agar-Agar in einen Topf geben und aufkochen lassen. Bei geringer Hitze unter Rühren noch zwei Minuten weiterköcheln.
- Das Gelee in eine flache Form geben und 20 – 30 Minuten kalt stellen.
- Wenn die Masse erstarrt ist, kann man nach Belieben Formen ausschneiden oder ausstechen und eventuell mit Puderzucker verzieren.
- Nach Belieben können auch Früchte nach Wahl auf dem Boden der Form ausgelegt werden, z. B. Bananenscheibchen, Beeren oder in dünne Scheiben geschnittene Weintrauben.

> Gelee in einer Eiswürfelschale fest werden lassen – ideal für Büfetts oder Kindergeburtstage!

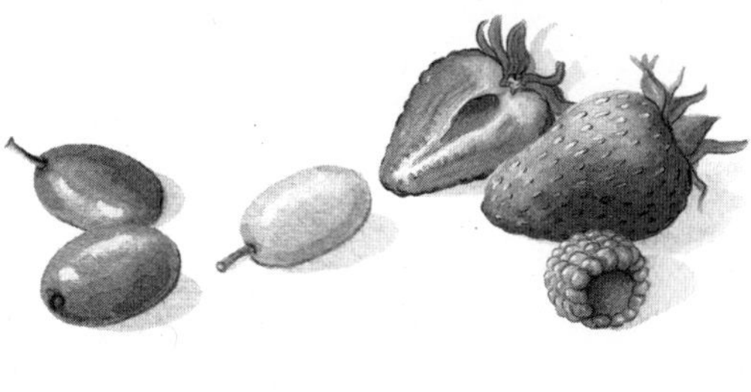

Brote und Brötchen

Grundteig für Brot und Brötchen aus dem Ofen

1 Würfel frische Hefe
1 TL Roh-Rohrzucker
etwas lauwarmes Wasser
500 g Dinkelmehl (Type 630)
3 EL Distelöl oder Olivenöl
½ TL Salz
1 – 2 EL Mineralwasser (mit Kohlensäure) nach Bedarf
Fett für die Form

- Die frische Hefe mit dem Zucker und lauwarmen Wasser anrühren und zugedeckt etwa 20 Minuten an einem warmen Ort gehen lassen.
- Mehl in eine Schüssel füllen, in die Mitte eine Mulde drücken. Angerührte Hefe auf das Mehl geben.
- Öl und Salz ebenfalls dazugeben und alles gut verrühren, anschließend gründlich kneten.
- Falls der Teig zu schwer ist, vorsichtig etwas Mineralwasser dazugeben.
- Den Teig nun zugedeckt etwa 30 Minuten ruhen lassen.
- Anschließend den Teig nochmals durchkneten und dann in eine gefettete Brot- oder Römertopfform geben. Zehn Minuten gehen lassen.
- Backofen auf 200 °C (Umluft) vorheizen und das Brot etwa 30 – 40 Minuten darin backen.
- Bei besonderen Anlässen kann der Teig auch in eine Herzform gegeben, mit Kürbiskernöl eingepinselt und mit Sesam bestreut werden.

Dinkel hat hervorragende Backeigenschaften und wird von mir für alle Backwaren bevorzugt. Sie können aber auch Weizenmehl Type 405 oder 550 verwenden. Aus dem Teig können auch Brötchen geformt werden, diese dann bei 180 – 200 °C etwa 20 Minuten auf mittlerer Schiene backen. Je nach Verträglichkeit die Brötchen vor dem Backen mit Wasser oder Kürbiskernöl einpinseln und mit Kokosflocken oder Kürbiskernen bestreuen.

Grundrezept für den Brotbackautomaten

200 ml Wasser
500 g Weizenmehl (Type 405)
oder 300 g Dinkelmehl (Type 630) und 200 g Roggenmehl (Type 997)
1 Päckchen Trockenhefe
½ TL Sauerteigextrakt (wenn Roggenmehl verwendet wird)
3 – 4 EL Rapsöl
1 TL Salz

- Grundsätzlich immer zuerst die Flüssigkeit einfüllen (etwa ein Drittel der verwendeten Mehlmenge).
- Mehl und die übrigen Zutaten in den Automaten füllen.
- Brotbackautomaten auf »schnell« einstellen.
- Das fertige Brot direkt nach dem Backen aus dem Automaten nehmen und auf einem Gitter auskühlen lassen.
- Sollen dem Teig noch andere Zutaten beigefügt werden, geben Sie diese nach dem Signal des Gerätes dazu, die Gebrauchsanleitung des Automaten gibt Ihnen dazu nähere Informationen.

Variationen:

- Unter den Grundteig je einen Esslöffel Pistazienkerne und/oder Kürbiskerne mischen.
- Statt Körnern eignen sich auch Kräuter (z. B. Schnittlauch, Basilikum, Oregano, Liebstöckel) als Beimischung, ebenso ohne Fett geröstete Zwiebeln.
- Einen halben Teelöffel Ingwer (frisch gerieben oder als Pulver) dazugeben.
- Rosinen, Datteln oder Trockenpflaumen fein würfeln, untermischen.
- Geben Sie Frischkäse oder Speisequark in den Teig.

Kartoffelbrot

½ Würfel frische Hefe oder ½ Päckchen Trockenhefe
etwas lauwarmes Wasser
2 TL Sirup oder Roh-Rohrzucker
200 g Kartoffelmehl
100 g Dinkelmehl (Type 630)
30 g Margarine oder Butter oder 2 EL Distelöl
100 – 120 ml Mineralwasser (mit Kohlensäure)
1 TL Salz
2 gekochte Pellkartoffeln oder 2 geriebene, rohe Kartoffeln
Fett für die Form
1 EL Mehl

- Hefe mit etwas lauwarmem Wasser und Sirup oder Roh-Rohrzucker verrühren und an einem warmen Ort zugedeckt etwa 20 Minuten gehen lassen.
- Mehl und Hefe vermischen. Fett, Wasser und Salz darunterrühren.
- Frisch gekochte Pellkartoffeln schälen und mit der Gabel zerdrücken, wahlweise frisch geriebene Kartoffeln verwenden. Kartoffeln unter den Teig mischen und den Brotteig gut kneten.
- Den Teig an einem warmen Ort zugedeckt mindestens 30 Minuten ruhen lassen. Nochmals kneten, bei Bedarf noch etwas Wasser dazugeben.
- Eine Kastenform einfetten, mit Mehl einstäuben. Den Teig einfüllen, noch einmal zehn Minuten gehen lassen.
- Backofen auf 230 °C (Umluft) vorheizen und das Brot 30 – 40 Minuten darin backen.

> Aus dem Teig können auch Brötchen geformt werden, die Backzeit verringert sich dann auf etwa 20 Minuten.

Fladenbrot

1 Würfel frische Hefe oder 1 Päckchen Trockenhefe
4 EL lauwarmes Wasser
500 g Dinkelmehl (Type 630)
1 TL Salz
etwa 150 ml Mineralwasser (mit Kohlensäure)
1 – 2 EL Olivenöl
Pinienkerne oder Kümmel nach Geschmack
Mehl zum Bestäuben

- Die Hefe mit dem lauwarmen Wasser und vier Esslöffel Mehl zu einem flüssigen Teig verrühren und etwa 20 Minuten gehen lassen.
- Das restliche Mehl in eine Schüssel geben. Den Backofen auf 50 °C vorheizen und das Mehl hineinstellen, um es zu erwärmen.
- Schüssel wieder aus dem Ofen nehmen, Salz unter das Mehl mischen und die Hefemischung unterrühren.
- So viel Wasser dazugießen, bis der Teig locker zu kneten ist. Den Teig kräftig kneten und dann etwa zwei Stunden zugedeckt an einem warmen Ort ruhen lassen.
- Anschließend das Olivenöl über den Teig geben, alles gut durchkneten und noch einmal etwa 15 Minuten gehen lassen.
- Den Teig in zwei Hälften teilen, jede Hälfte zu einem Fladen ausrollen. Nach Geschmack mit Pinienkernen oder Kümmel bestreuen und mit etwas Mehl bestäuben.
- Die Fladen auf zwei mit Backpapier ausgelegte Backbleche legen und im vorgeheizten Backofen bei 225 °C (Umluft) etwa 30 Minuten backen.

Vor dem Bestreuen der Fladen die Pinienkerne ohne Fett in einer Pfanne rösten, sie entwickeln dann mehr Aroma.

Glutenfreies Brot

½ Würfel frische Hefe oder 1 Päckchen Trockenhefe
2 EL lauwarmes Wasser
1 EL Roh-Rohrzucker oder Rübenkraut
500 g glutenfreie Mehlmischung
1 TL Salz
450 ml lauwarmes Wasser
40 g Margarine oder Butter
Fett für die Form
Wasser oder Kürbiskernöl zum Bestreichen

- Frische Hefe mit dem lauwarmen Wasser und dem Zucker anrühren und etwa 20 Minuten gehen lassen (Trockenhefe kann auch zusammen mit dem Zucker direkt zum Mehl gegeben werden).
- Die Mehlmischung in eine Schüssel geben, in die Mitte eine Mulde formen. (Wahlweise auch 250 Gramm Kartoffel- und 250 Gramm Mais-, Kastanien- oder Bananenmehl verwenden.)
- Salz mit dem Mehl vermischen, dann die angerührte Hefe zum Mehl geben. Nun langsam das Wasser dazugeben und den Teig mit dem Knethaken des Rührgerätes kneten.
- Zuletzt die Margarine oder Butter untermischen.
- Den Teig in eine gefettete Kastenform geben, die Oberfläche glätten. Nun die Form abdecken und den Teig noch etwa 30 Minuten ruhen lassen.
- Die Oberfläche des Brotes mit Wasser oder Kürbiskernöl bestreichen.
- Backofen auf 250 °C (Umluft) vorheizen, Brot hineingeben. Ofen auf 180 °C herunterschalten und das Brot etwa 50 – 60 Minuten auf unterer Schiene backen.
- Brot aus der Form nehmen und auf einem Gitter gut auskühlen.

> Da glutenfreie Backwaren schnell trocken werden, empfiehlt es sich, das Brot in Scheiben zu schneiden und portionenweise einzufrieren. Bei Bedarf auftauen oder kurz im Toaster aufwärmen.

Glutenfreie Brötchen

Das Rezept für glutenfreies Brot kann natürlich auch für Brötchen verwendet werden.

- Dazu den Teig wie beschrieben zubereiten und dann zu Brötchen formen.
- Die Brötchen auf ein mit Backpapier ausgelegtes Backblech geben, mit Wasser oder Öl einpinseln, nach Geschmack mit Kräutern oder Körnern (z. B. Sonnenblumen- oder Kürbiskerne, Sesam) belegen.
- Die Brötchen im vorgeheizten Backofen bei 160 – 180 °C (Umluft) etwa 20 Minuten backen.
- Der Brötchenteig eignet sich prima zum Einfrieren.
- Tiefgefrorene, fertig gebackene Brötchen bei Bedarf aus dem Gefriergerät nehmen, mit Wasser bepinseln, dann im Backofen bei etwa 150 °C für 10 – 15 Minuten aufbacken.

Variationen:

* Kürbiskerne, Leinsamen, Rosinen, fein gewürfelte Datteln, Feigen oder ohne Fett geröstete Zwiebeln zum Teig geben. Nach Geschmack auch mal eine Prise Ingwer und/oder Brotgewürz untermischen oder verträgliche Kräuter verwenden.
* Mehlmischung aus Kartoffel- und Maismehl mit geriebener frischer Kartoffel oder ein bis zwei frisch gekochten, zerdrückten Kartoffeln mischen.
* Oder 100 Gramm Milchreis in Salzwasser gar kochen und gut absieben. Mit zwei bis drei geriebenen frischen Kartoffeln mischen, 200 Gramm Kartoffelmehl dazugeben. Zutaten wie Hefe, Zucker, Salz und Fett wie im Rezept für glutenfreies Brot angegeben verwenden.

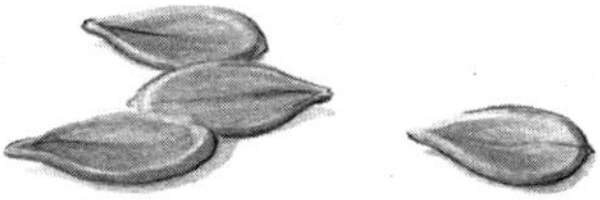

Alles aus Hefe

Grundrezept für Hefeteig

1 Würfel frische Hefe oder 1 Päckchen Trockenhefe
2 EL lauwarmes Wasser
1 TL Roh-Rohrzucker
500 g Dinkelmehl (Type 630)
150 g Roh-Rohrzucker
4 – 5 EL Distelöl
1 Prise Salz
etwa 100 ml Mineralwasser (mit Kohlensäure)

- Die Hefe mit etwas lauwarmem Wasser und Zucker anrühren und zugedeckt etwa 15 Minuten an einem warmen Ort gehen lassen (bei Trockenhefe erübrigt sich das Ansetzen).
- Das Mehl in eine Schüssel geben und in der Mitte eine Mulde formen.
- Die angerührte Hefe zum Mehl geben (oder die Trockenhefe mit dem Mehl mischen).
- Zucker, Öl und Salz beimischen. Nach und nach das Wasser dazugeben und den Teig gut verkneten. Nur so viel Wasser dazugeben, dass der Teig nicht zu flüssig wird.
- Den Teig nun zugedeckt an einen warmen Ort stellen und etwa 20 Minuten gehen lassen. Nochmals durchkneten und wieder gehen lassen. Der Teig sollte das doppelte Volumen erreichen.
- Der Teig kann nun nach Belieben weiterverarbeitet werden:

* Kleine Teilchen nach Wunsch formen (z. B. Kranz, Buchstaben, Hörnchen). Sollte der Teig kleben, einfach mit etwas Mehl einstäuben.
* Teilchen kreisförmig ausrollen und eine Vertiefung bilden. Obst nach Wahl, Vanillepudding oder Birnen- oder Rübenkraut einfüllen.
* Aus dem Teig Stutenkerle formen oder unsere Spezialität: Schweinekerle. Aus dem Teig ein rundes Gesicht formen, zwei Vertiefungen für die Augen, eine kleine Knollennase (Teigspritzer) aufsetzen und Teigkringel als Ohren, fertig ist der »Kerl«.
* Als Blechkuchen mit Obst der Saison, z. B. Äpfel, Rhabarber, Pflaumen, belegen.

- Die Teilchen oder den Blechkuchen auf ein mit Backpapier ausgelegtes Backblech geben und bei 180 °C (Umluft) etwa 15 Minuten backen.

Der Teig kann auch in eine gefettete Kasten- oder Hefezopfform gefüllt und bei 180 – 200 °C (Umluft) etwa 20 – 30 Minuten gebacken werden. Das bietet sich vor allem an, wenn der Teig zu flüssig oder klebrig geraten ist. Zum Schluss noch mit Kürbiskernöl bestreichen, das gibt eine herrliche Kruste.
Mit etwas mehr Salz und nur einem Teelöffel Zucker zum Ansetzen der Hefe lässt sich das Grundrezept zu einem Pizzateig umwandeln.
Dazu den Teig wie beschrieben zubereiten und auf Backblech ausrollen, nach Belieben belegen und bei 180 °C (Umluft) etwa 20 Minuten backen. Kleine Teigmengen ergeben Minipizzen, die belegt auch auf dem Grill gegart werden können.

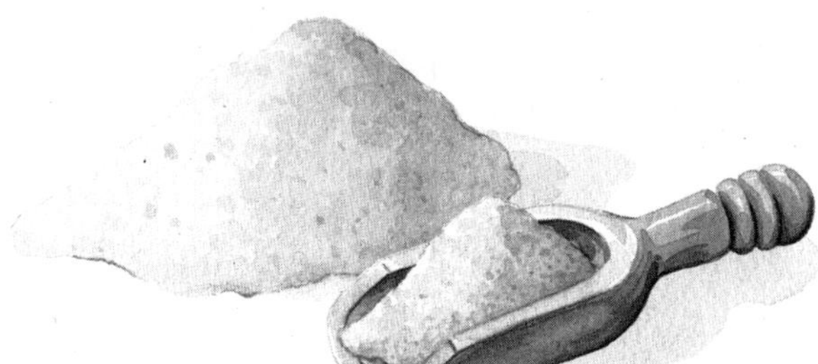

Grundrezept für Hefeteig im Brotbackautomaten

200 – 250 ml Wasser
500 g Dinkelmehl (Type 630)
1 Päckchen Trockenhefe
150 g Roh-Rohrzucker
4 – 5 EL Rapsöl
1 Prise Salz

- Wasser einfüllen, dann Mehl und andere Zutaten dazugeben.
- Nun das Programm »Teig kneten« einstellen (dauert je nach Gerät etwa 90 Minuten), danach den fertig gekneteten Teig wie gewohnt weiterverarbeiten. Ist der Teig nicht besonders aufgegangen, lassen Sie ihn einfach noch etwas im Backautomaten ruhen.
- Dem Teig können noch andere Zutaten wie Körner, Zwiebeln oder Kräuter zugegeben werden (direkt mit in den Backautomaten füllen).

Eine besonders nussige Note erhält der Teig, wenn statt des Roh-Rohrzuckers Ahornzucker oder auch Ahornsirup verwendet wird. Mit Ahornzucker sparsam süßen, er ist sehr geschmacksintensiv!

Osterzopf

1 Würfel frische Hefe oder 1 Päckchen Trockenhefe
2 EL lauwarmes Wasser
1 TL Roh-Rohrzucker
500 g Dinkelmehl (Type 630) oder Weizenmehl (Type 405)
150 g Roh-Rohrzucker oder Ahornzucker
4 – 5 EL Distelöl
100 g selbst hergestelltes Kartoffelmarzipan (Rezept siehe Seite 132)
1 Prise Salz
etwa 100 ml Mineralwasser (mit Kohlensäure)
Mehl für die Arbeitsfläche
1 – 2 EL Quittengelee oder Kürbiskernöl
gestiftelte Mandeln oder Kürbiskerne zum Bestreuen

- Hefe mit etwas warmem Wasser und Zucker ansetzen, zugedeckt an einem warmen Ort etwa 15 Minuten gehen lassen.
- Das Mehl in eine Schüssel geben. Angerührte Hefe, Zucker, Öl, Marzipan und Salz dazugeben. Nach und nach das Wasser dazugießen und alle Zutaten gut verrühren und dann verkneten. Nur so viel Wasser dazugeben, dass der Teig nicht zu flüssig wird.
- Damit der Teig »handlicher« wird, kann er etwas mit Mehl bestäubt werden. Teig in drei gleich große Stücke teilen und auf einer bemehlten Arbeitsfläche zu gleich langen Strängen formen. Die Stränge zu einem Zopf flechten oder ineinander verdrehen.
- Den Zopf auf ein mit Backpapier ausgelegtes Backblech legen. Noch einmal zehn Minuten ruhen lassen.
- Den Osterzopf etwa 30 Minuten bei 170 – 180 °C (Umluft) backen.
- Zum Auskühlen den Hefezopf auf ein Gitter legen. Die Oberfläche mit erwärmtem Quittengelee oder Kürbiskernöl einpinseln. Nach Verträglichkeit Mandelsplitter oder zerhackte Kürbiskerne darüber verteilen.

> Der Hefeteig kann auch im Brotbackautomaten zubereitet werden. Dazu zunächst 200 Milliliter Wasser einfüllen, dann Mehl und andere Zutaten zugeben. Programm »Teig kneten« einstellen (90 Minuten), danach den fertigen Teig verarbeiten.

Süßer Hefestrudel

Für den Teig:
1 Würfel frische Hefe
1 TL Roh-Rohrzucker
2 EL lauwarmes Wasser
500 g Dinkelmehl (Type 630)
50 g Roh-Rohrzucker oder 1 EL Ahornsirup
100 ml Distelöl
etwa 100 ml Mineralwasser (mit Kohlensäure)
Mehl für die Arbeitsfläche

Für die Füllung:
50 g Persipan oder selbst hergestelltes Kartoffelmarzipan (siehe Seite 132)
100 g Margarine oder Butter
100 g Zwieback
80 g Roh-Rohrzucker
1 EL Mineralwasser

- Für den **Teig** die Hefe mit dem Zucker und dem lauwarmen Wasser anrühren, an einem warmen Ort abgedeckt etwa 15 Minuten gehen lassen.
- Das Mehl in eine Schüssel geben und in der Mitte des Mehls eine Mulde formen.
- Die angerührte Hefe, den Zucker und das Öl dazugeben. Die Zutaten verrühren, dabei nach und nach das Wasser dazugeben. Alles zu einem geschmeidigen Teig verkneten.
- Den Teig zugedeckt etwa 20 – 30 Minuten gehen lassen, nochmals durchkneten und wieder kurz gehen lassen.
- Den Teig nochmals kurz kneten und auf einer mit Mehl bestäubten Arbeitsfläche nicht zu dünn zu einem Rechteck ausrollen.
- Für die **Füllung** das Persipan oder Marzipan ausrollen (am besten zwischen Backpapier) und gleichmäßig auf dem Hefeteig verteilen.
- Margarine oder Butter zerlassen. Zwieback fein zermahlen und mit der Butter und dem Zucker vermischen.

- Etwas Wasser dazugeben, damit die Masse nicht zu krümelig ist.
- Die Füllung nun auf dem Teig verteilen und den Hefeteig vorsichtig von der Längsseite aufrollen. Teigrolle zu einem Kranz formen und auf ein mit Backpapier ausgelegtes Backblech legen.
- Den Hefestrudel kurz ruhen lassen und dann im vorgeheizten Backofen bei 200 °C (Umluft) etwa 30 Minuten backen.

Als süße Füllung eignen sich auch Marmelade, Rübenkraut oder ungeschwefeltes Trockenobst. Bei Frischobst bitte daran denken, dass das Obst eventuell noch Flüssigkeit abgibt und der Teig dann leicht auseinanderbrechen kann. Das können Sie verhindern, indem Sie das Obst gut abtropfen lassen bzw. den Teig an einigen Stellen einstechen, damit der Wasserdampf entweichen kann. Sie können den Teig auch herzhaft füllen: Sauerkraut grob mundgerecht schneiden, ein bis zwei rote Zwiebeln schälen, fein würfeln, alles kurz mit etwas Rapsöl anschwitzen, mit Hefegewürz würzen und in den Hefeteig einrollen.

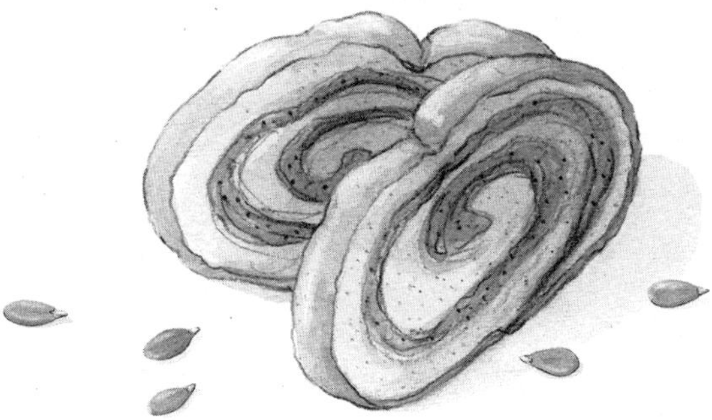

Gut gerührt ist halb gewonnen – Kekse

Schwarz-Weiß-Kekse

50 g Puderzucker
200 g weiche Margarine oder Butter
250 g Dinkelmehl (Type 630) oder Weizenmehl (Type 405)
1 Päckchen Vanillezucker
1 Prise Salz
1 EL Carobpulver oder Instant-Malzkaffee

- Puderzucker und Margarine oder Butter cremig rühren. Mehl, Vanillezucker und Salz dazugeben und alles zu einem nicht zu flüssigen Teig verrühren.
- Die Hälfte des Teiges in einen Spritzbeutel füllen. Unter die zweite Teighälfte das Carobpulver oder wahlweise in etwas heißem Wasser aufgelösten Malzkaffee mischen.
- Ein Backblech mit Backpapier auslegen, mit dem Spritzbeutel aus dem hellen Teig kleine Ringe auf das Blech setzen.
- Den dunklen Teig in den Spritzbeutel füllen und als Tupfen in die Mitte der Teigkringel setzen.
- Den Backofen auf 160 – 180 °C (Umluft) vorheizen und die Kekse 10 – 15 Minuten im Backofen backen. Auf einem Gitter auskühlen lassen.

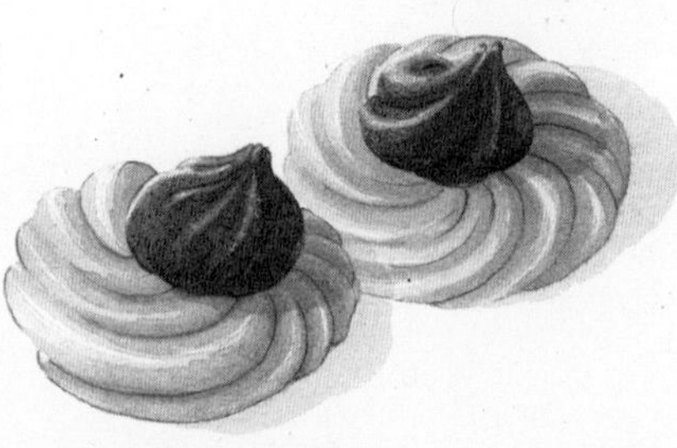

Quittengelee-Augen

200 g Dinkelmehl (Type 630) oder Weizenmehl (Type 405)
1 TL Weinsteinbackpulver
50 g Roh-Rohrzucker
1 MSP Vanillepulver
1 Prise Salz
100 g weiche Margarine oder Butter
etwas Mineralwasser (mit Kohlensäure)
Mehl für die Arbeitsfläche
150 g Quittengelee

- Mehl, Backpulver, Zucker, Vanillepulver und Salz mischen.
- Margarine oder Butter dazugeben und mit einem Handrührgerät gut verrühren, bei Bedarf noch etwas Mineralwasser zugeben. Mit den Händen zu einem glatten Teig verkneten.
- Den Teig etwa eine Stunde kalt stellen.
- Teig auf einer bemehlten Arbeitsfläche zu einer Rolle formen, kleine Teigstücke abschneiden und diese zu kleinen Kugeln formen.
- Kugeln auf ein mit Backpapier ausgelegtes Backblech geben. Mit einem Löffel oder Kochlöffelstiel eine Vertiefung in jede Kugel drücken.
- Die Plätzchen etwa zehn Minuten bei 200 °C (Umluft) backen und anschließend auf einem Gitter auskühlen lassen.
- Das Gelee kurz erwärmen, glatt rühren und die Plätzchen damit füllen. Das Gelee fest werden lassen und die Plätzchen in einer luftdichten Dose aufbewahren.

Statt des Quittengelees können Sie auch Johannisbeer- oder ein anderes Gelee verwenden.

Mandelkekse

150 g weiche Margarine oder Butter
100 g Roh-Rohrzucker
250 g Dinkelmehl (Type 630) oder Weizenmehl (Type 405)
1 gut gehäufter EL fein gemahlene Mandeln
Mehl für die Arbeitsfläche
grob gehackte oder ganze Mandeln zum Verzieren

- Margarine oder Butter und Zucker cremig rühren.
- Mehl und gemahlene Mandeln unterrühren, bis ein feiner Teig entsteht. Wird der Teig zu weich, noch etwas Mehl beifügen oder den Teig kurz kalt stellen.
- Den Backofen auf 150 °C (Umluft) vorheizen, ein Backblech mit Backpapier auslegen.
- Teig auf einer bemehlten Arbeitsfläche zu einer Rolle formen. Die Teigrolle in dünne Scheiben schneiden und kleine Taler formen.
- Die Kekse auf dem Blech auslegen. Auf jeden Taler einige gehackte Mandeln streuen oder eine ganze Mandel darauflegen.
- Mandelkekse etwa 25 Minuten im Backofen backen. Auf einem Gitter auskühlen lassen.
- Sie halten sich in einer luftdichten Dose lange frisch.

Statt mit Mandeln können die Kekse auch mit Korinthenstückchen belegt werden. Erkaltete Kekse können auch mit einer Carobglasur eingepinselt werden, müssen aber kühl aufbewahrt werden (die Glasur schmilzt bei Zimmertemperatur leicht).
Mandeln sind nickelreich, dennoch ist die Verwendung der geringen Menge im Teig ausnahmsweise möglich. Sie lassen sich durch gemahlene Kürbiskerne ersetzen, der Teig wird dann leicht grünlich.

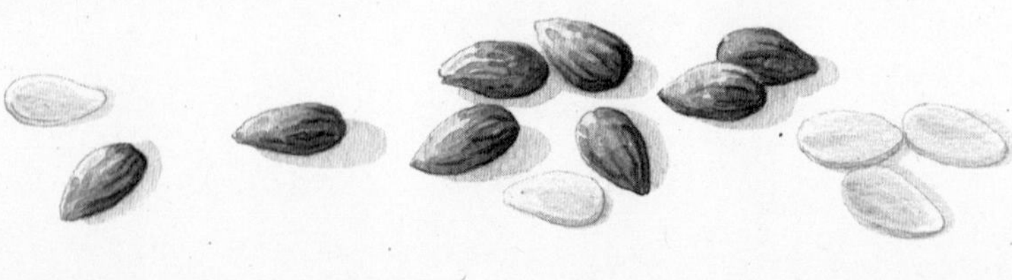

Dinkel-Amerikaner

Für den Teig:
300 g Dinkelmehl (Type 630)
1 – 2 TL Weinsteinbackpulver
80 g Margarine oder Butter
80 g Roh-Rohrzucker
1 TL Natron
1 Prise Salz
80 ml Mineralwasser (mit Kohlensäure)

Für die dunkle Glasur:
100 g Kokosfett
3 – 4 EL Wasser
2 EL Carobpulver

Für die helle Zuckerglasur:
100 g Puderzucker
2 – 3 EL Wasser

- Für den **Teig** das Mehl mit dem Backpulver vermischen.
- Margarine oder Butter und Zucker schaumig rühren. Mehl, Natron und Salz dazugeben und unterrühren. Vorsichtig Mineralwasser unterrühren, der Teig darf nicht zu locker werden.
- Mit einem Esslöffel kleine Teigmengen auf ein mit Backpapier belegtes Backblech setzen. Bei 180 °C (Umluft) etwa 20 Minuten backen.
- Für die **dunkle Glasur** das Kokosfett in einem kleinen Topf schmelzen. Zwei Esslöffel kaltes Wasser dazugeben, dann Carobpulver unterrühren. So viel Wasser dazugeben, bis die gewünschte Konsistenz erreicht ist.
- Für die **helle Glasur** den Puderzucker vorsichtig mit warmem Wasser verrühren, bis sich der Zucker aufgelöst hat, die Glasur aber noch zähflüssig ist.
- Nach dem Erkalten die Amerikaner an der Unterseite mit heller und dunkler Glasur bestreichen.

Datteltaler

250 g Weizenmehl (Type 405) oder Dinkelmehl (Type 630)
1 TL Weinsteinbackpulver
1 – 2 TL Vanillezucker
50 g Roh-Rohrzucker
120 g Margarine oder Butter
5 EL Mineralwasser (mit Kohlensäure)
150 g getrocknete Datteln
etwas abgeriebene Zitronenschale

- Etwa ein Drittel des Mehls mit Backpulver, Vanillezucker und Zucker, Margarine oder Butter und Mineralwasser mischen und alles gut verrühren.
- Datteln fein würfeln und unter den Teig mischen.
- Das restliche Mehl dazugeben, bei Verträglichkeit auch eine Prise abgeriebene Zitronenschale.
- Teig gut verkneten und anschließend kurz kalt stellen.
- Das Backblech mit Backpapier auslegen.
- Den Teig zu einer fingerdicken Rolle formen und etwa einen Zentimeter breite Scheiben abschneiden.
- Die Datteltaler auf das Backblech legen und bei 200 °C (Umluft) etwa 12 – 15 Minuten backen.
- Die Plätzchen auf einem Rost oder in einem Sieb abkühlen lassen.

> Statt der Datteln kann wahlweise auch anderes ungeschwefeltes Trockenobst in den Teig gegeben werden.
> Nach Geschmack können die Kekse auch noch mit Zuckerguss oder Carobglasur (siehe Seite 162) verziert werden.

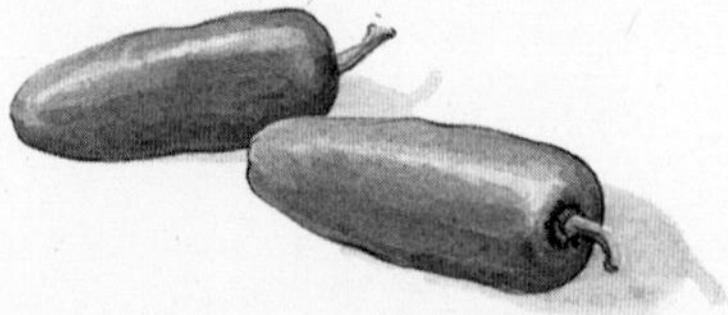

Spekulatius

80 g Roh-Rohrzucker
2 EL Margarine oder Butter
50 g Rübenkraut oder Ahornsirup
250 g Weizenmehl (Type 405) oder Dinkelmehl (Type 630)
½ Päckchen Weinsteinbackpulver
1 TL Pottasche
1 TL Spekulatiusgewürz
½ TL Vanillezucker
2 – 3 EL Mineralwasser oder Reisdrink
Mehl für die Arbeitsfläche

- Den Zucker mit Margarine oder Butter schaumig rühren, das Rübenkraut oder den Sirup zugeben und gut verrühren.
- Mehl und Backpulver mischen und unterrühren.
- Pottasche, Spekulatiusgewürz und Vanillezucker in den Teig rühren. Nur so viel Flüssigkeit dazugeben, dass der Teig sich verrühren lässt, aber nicht zu flüssig wird.
- Den Teig einige Zeit kalt stellen.
- Auf einer bemehlten Arbeitsfläche jeweils ein Drittel der Teigmenge dünn ausrollen und mit Förmchen nach Belieben ausstechen.
- Die Plätzchen auf ein mit Backpapier ausgelegtes Backblech legen und bei 180 – 200 °C (Umluft) etwa 15 Minuten backen.
- Spekulatius auf einem Gitter auskühlen lassen und in einer Blechdose aufbewahren.

Statt des fertigen Spekulatiusgewürzes können Sie auch je eine Prise Anis, Gewürznelken und Zimt in den Teig geben.

Vanillekipferl

200 g kalte Margarine oder Butter
125 g Roh-Rohrzucker
300 g Weizenmehl (Type 405) oder Dinkelmehl (Type 630)
2 TL Weinsteinbackpulver
1 Prise Vanillepulver
100 g grob gemahlene Kürbiskerne oder Pistazienkerne
etwas Mineralwasser (mit Kohlensäure)
Puderzucker zum Bestreuen

- Die Margarine oder Butter mit dem Zucker cremig rühren.
- Das Mehl mit dem Backpulver mischen. Zusammen mit dem Vanillepulver, den gemahlenen Kernen und etwas Mineralwasser unter das Fett und den Zucker mischen. Nicht zu viel Wasser verwenden, der Teig darf nicht zu locker werden.
- Den Teig kurz kalt stellen.
- Ein Backblech mit Backpapier auslegen. Aus dem Teig kleine Kipferl formen und auf das Backblech legen.
- Die Plätzchen etwa zehn Minuten bei 175 – 200 °C (Umluft) backen.
- Auf einem Gitter oder in einem Sieb auskühlen lassen und mit Puderzucker bestäuben.

Das Gebäck hält sich in einer Blechdose gut drei Wochen frisch und entwickelt sein volles Aroma erst nach und nach.

Käsegebäck

200 g Frischkäse
200 g Margarine oder Butter
250 g Weizenmehl (Type 405) oder Dinkelmehl (Type 630)
Mehl für die Arbeitsfläche

- Den Frischkäse mit möglichst kalter Margarine oder Butter verkneten. Nach und nach gesiebtes Mehl beigeben und unterkneten.
- Fertigen Teig etwa 30 Minuten im Kühlschrank ruhen lassen.
- Den Teig auf einer bemehlten Fläche oder auf Backpapier ausrollen und wieder zusammenfalten, den Vorgang wiederholen und dann nochmals auf die gewünschte Dicke ausrollen.
- Mit einem Ausstecher oder einem Schnapsglas runde Kekse ausstechen. Das Gebäck auf ein mit Backpapier ausgelegtes Backblech legen und auf mittlerer Schiene etwa 20 Minuten bei 200 °C (Umluft) backen.

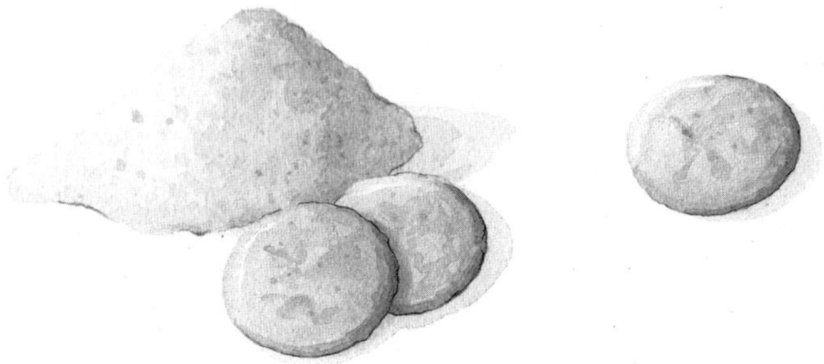

Nussecken

Für den Teig:
200 g Dinkelmehl (Type 630)
2 TL Weinsteinbackpulver
65 g Roh-Rohrzucker
1 Päckchen Vanillezucker
65 g kalte Margarine oder Butter
etwas Mineralwasser (mit Kohlensäure)
50 g Marmelade zum Bestreichen

Für den Belag:
100 g Margarine oder Butter
200 g Kürbiskerne
50 g Cranberrys
100 g Roh-Rohrzucker
2 EL Mineralwasser (mit Kohlensäure)

Für die Carobglasur:
100 g Kokosfett
2 EL Carobpulver
3 – 4 EL kaltes Wasser

- Für den **Teig** das Mehl mit dem Backpulver vermischen. Zucker, Margarine- oder Butterflöckchen und Mineralwasser dazugeben und die Zutaten rasch zu einem glatten Teig verkneten.
- Den Teig kurz kalt stellen und dann auf einem mit Backpapier ausgelegten Backblech zu einem Viereck formen.
- Mit Marmelade nach Wahl bestreichen.
- Für den **Belag** Margarine oder Butter im Topf schmelzen lassen.
- 150 Gramm Kerne grob mahlen und zusammen mit dem Zucker und dem Mineralwasser zum zerlassenen Fett geben.
- Belag gut verrühren, etwas abkühlen lassen und dann auf den vorbereiteten Teig streichen.
- Die restlichen ganze Kerne und die Cranberrys auf dem Belag verteilen.

- Das Backblech in den Ofen schieben und die Nussecken bei 175 – 200 °C (Umluft) 30 Minuten backen.
- Den Teig erst etwas auskühlen lassen, dann in Rauten oder Dreiecke schneiden und auf ein Gitter geben.
- Für die **Carobglasur** das Kokosfett schmelzen, Carobpulver dazugeben, umrühren und sofort etwas kaltes Wasser beimischen. So kann sich das Pulver mit dem Fett verbinden.
- So lange Pulver und Wasser zugeben, bis die gewünschte Menge und Konsistenz erreicht ist.
- Die Ecken mit der Carobglasur verzieren.

Die Cranberrys geben den Nussecken eine fruchtige Note. Das Aroma wird noch ausgeprägter, wenn im Teig statt des Vanillezuckers das Mark einer Vanilleschote verwendet wird.

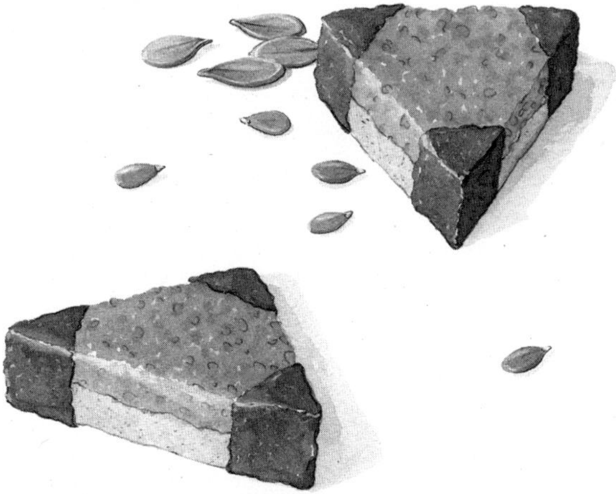

Schoko-Blechkuchen

200 g Margarine oder Butter
½ TL Vanillezucker
100 g Roh-Rohzucker oder 2 EL Ahornsirup
250 g Weizenmehl (Type 405) oder Dinkelmehl (Type 630)
2 TL Weinsteinbackpulver
2 EL Carobpulver oder Malzkaffee-Instantpulver
etwas Mineralwasser (mit Kohlensäure)
Carobglasur zum Bestreichen (siehe Seite 162)
oder Puderzucker zum Bestäuben

- Margarine oder Butter mit dem Vanillezucker und Zucker oder Sirup cremig rühren. Mehl mit dem Backpulver vermischen und nach und nach das Carobpulver oder das in etwas Wasser aufgelöste Malzkaffeepulver dazugeben und gut vermischen.
- Etwas frisches Mineralwasser dazugeben, der Teig darf aber nicht zu locker werden.
- Den Teig auf einem mit Backpapier ausgelegten Backblech quadratisch ausstreichen (etwa 20 x 20 cm, zwei Zentimeter dick). Bei 200 °C (Umluft) etwa 20 Minuten im Backofen backen.
- Den ausgekühlten Kuchen in beliebige Stücke schneiden, mit Carobglasur bestreichen oder mit Puderzucker bestäuben.

> Der Kuchen kann nach Geschmack und Verträglichkeit auch mit Mokkabohnen oder Dattelstückchen verziert werden.
> Sie können den Teig auch in eine kleine gefettete Kastenform füllen, die Backzeit bleibt gleich. Bevor Sie den Kuchen aus der Form stürzen, erst etwas auskühlen lassen.

Einfache Waffeln

100 g Margarine oder Butter
100 g Roh-Rohrzucker oder 3 EL Rübensirup
200 g Weizenmehl (Type 405) oder Dinkelmehl (Type 630)
2 TL Weinsteinbackpulver
200 g Naturjoghurt oder 1 rohe Kartoffel
etwas Mineralwasser (mit Kohlensäure)
Fett für das Waffeleisen

- Margarine oder Butter mit dem Zucker oder Sirup cremig rühren. Mehl mit dem Backpulver vermischen und darunterrühren.
- Nach Verträglichkeit Joghurt unterrühren (Teig gelingt dann besser). Wird Joghurt nicht vertragen, kann eine frische Kartoffel gerieben und untergemischt werden (wahlweise ein bis zwei Esslöffel Kartoffelmehl).
- So viel Mineralwasser dazugeben, dass der Teig flüssig, aber nicht zu dünn wird.
- Das Waffeleisen auf höchste Stufe stellen. Jeweils einen halben Schöpflöffel Teig einfüllen.
- Sollte die Waffel kleben, das Waffeleisen öfter einfetten (oder dem Teig noch etwas Öl zugeben). Die Waffel direkt beim Hochheben des Deckels mit einer Gabel vorsichtig vom Rand lösen. Aus Waffeleisen mit tiefem Rand löst sich die Waffel meist problemlos.
- Sollten Waffeln übrig bleiben, am nächsten Tag kurz im Waffeleisen aufbacken oder tiefgefrieren und bei Bedarf aufbacken, sie schmecken dann wie frisch.

> Je nach Verträglichkeit kann auch fein geschnittenes Obst (z. B. Birne oder Apfel) mitgebacken werden. Zum Apfel passt auch eine Prise Zimt.

Carob-Spritzgebäck

Für das Spritzgebäck:
125 g Margarine oder Butter
150 g Puderzucker
1 Prise Salz
½ TL Vanillepulver
250 g Dinkelmehl (Type 630)
1 – 2 EL Speisestärke
2 – 3 EL Carobpulver oder 1 EL Instantkaffee- oder Eiskaffeepulver
1 EL fein gehackte Mandeln oder Kürbiskerne

Für die Glasur:
1 EL Puderzucker
etwas Wasser

- Für das **Spritzgebäck** die Margarine oder Butter mit Puderzucker, Salz und Vanillepulver schaumig rühren.
- Mehl, Speisestärke und Carobpulver oder in etwas heißem Wasser aufgelöstes Kaffeepulver mischen und portionenweise unterheben. Je nach Verträglichkeit gehackte Mandeln oder Kürbiskerne unterrühren.
- Ein Backblech mit Backpapier auslegen. Den Teig in einen Spritzbeutel mit einer großen Tülle füllen und in beliebiger Form auf das Papier spritzen.
- Spritzgebäck bei etwa 175 °C (Umluft) acht bis zehn Minuten backen, kurz auskühlen lassen.
- Nach Belieben das Spritzgebäck mit einer **Glasur** verzieren. Dazu den Puderzucker mit wenig kaltem Wasser dickflüssig anrühren und das Gebäck damit bestreichen.

Gewürzkekse

250 g Weizenmehl (Type 405) oder Dinkelmehl (Type 630)
1 TL Weinsteinbackpulver oder Hirschhornsalz
1 MSP Vanillepulver
1 Prise Lebkuchengewürz
125 g Margarine oder Butter
80 – 100 g Roh-Rohrzucker
1 – 2 EL Mineralwasser (mit Kohlensäure)
Mehl für die Arbeitsfläche

- Mehl, Backpulver oder Hirschhornsalz, Vanillepulver und Lebkuchengewürz mischen.
- Margarine oder Butter mit dem Zucker cremig rühren. Das Mehl vorsichtig unterheben. Etwas Mineralwasser dazugeben und gut verrühren. Der Teig sollte nicht zu locker sein, sonst noch etwas Mehl dazugeben.
- Den Teig zu einer Kugel formen und etwa 30 Minuten kalt stellen.
- Danach den Teig auf einer bemehlten Arbeitsfläche oder auf Backpapier ausrollen, mit einem kleinen Glas (etwa vier Zentimeter Durchmesser) Kreise ausstechen.
- Die Kekse auf ein mit Backpapier ausgelegtes Backblech legen.
- Ausstecher mit Weihnachts- oder anderem Motiv kurz in den Teig drücken (nicht ausstechen!).
- Gewürzkekse bei 175 °C (Umluft) etwa 15 Minuten backen.
- Nach dem Auskühlen können die Kekse mit Zuckerguss oder Carobglasur (siehe Seite 162) bestrichen werden.

Variationen:
Die Kekse können beispielsweise für Kindergeburtstage nach Belieben verziert werden:

* Auf dem noch warmen Guss kleine »Liebesperlen« oder Carobstreusel verteilen.
* Glasur in einen kleinen Gefrierbeutel füllen, Loch hineinschneiden und €-Zeichen aufspritzen (Dukatenkekse für begabte Bäcker).
* Anfangsbuchstaben der Kindernamen aufspritzen (statt Tischkärtchen).

Kaffeeplätzchen

1 Tafel Carobschokolade
300 g Weizenmehl (Type 405) oder Dinkelmehl (Type 630)
1 Päckchen Weinsteinbackpulver
1 Prise Salz
½ TL Zimtpulver oder Lebkuchengewürz
1 MSP Vanillepulver
100 g Roh-Rohrzucker
100 g Beerenobst (z. B. frische Himbeeren, getrocknete Cranberrys)
100 ml heißer Malzkaffee (aus 2 TL Malzkaffeepulver)
200 g weiche Margarine oder Butter
50 g Persipan oder Kartoffelmarzipan (siehe Seite 132)
etwas Mineralwasser nach Bedarf
1 EL Speisestärke oder Kartoffelmehl nach Bedarf

- Die Carobschokolade grob hacken oder raspeln.
- Mehl und Backpulver in einer Schüssel mischen.
- Salz, Zimt oder Lebkuchengewürz, Vanillepulver, Zucker und Beeren unter das Mehl mischen.
- Den Malzkaffee, die weiche Margarine oder Butter und die Marzipanmasse zum Mehl geben und alles zu einem cremigen Teig verarbeiten (eventuell etwas frisches Mineralwasser dazugeben).
- Die geraspelte Carobschokolade unterheben. Wird der Teig zu weich, noch einen Esslöffel Speisestärke oder Kartoffelmehl unterrühren.
- Fettpfanne mit Backpapier auslegen. Den Teig darauf verteilen und bei 150 °C (Umluft) etwa 25 Minuten backen.
- Teig etwas abkühlen lassen und dann in Rauten oder Dreiecke schneiden. Auf ein Gitter geben und weiter auskühlen lassen.

Die Plätzchen können noch mit Zuckerguss oder Carobglasur (siehe Seite 162) verziert werden.
Nach Belieben können auch aus dünn ausgerolltem Kartoffelmarzipan Figuren ausgestochen werden und diese dann zum Verzieren auf die Rauten gelegt werden (vorher mit Gelee bestreichen).

Lebkuchen-Pralinen

200 g Carobschokolade oder helle Kuvertüre
500 g Honigkuchen oder Lebkuchen
1 Spritzer Rumaroma
1 – 2 EL Eiskaffeepulver
1 EL gestiftelte Mandeln
2 EL Quitten- oder Johannisbeergelee
2 EL gehackte Pistazienkerne oder Kokosflocken
2 EL Carob- oder Zuckerstreusel

Papierförmchen für Pralinen

- Die Carobschokolade oder Kuvertüre im Wasserbad schmelzen.
- Honigkuchen oder Lebkuchen fein zerbröseln, mit der geschmolzenen Carobschokolade, dem Rumaroma und dem Eiskaffeepulver vermischen.
- Aus der Masse kleine Kugeln formen.
- Die Mandeln ohne Fett kurz anrösten, etwas abkühlen lassen.
- Das Quitten- oder Johannisbeergelee etwas erwärmen und glatt rühren.
- Pralinen mit dem erwärmten Gelee bestreichen. Einen Teil der Pralinen in den Mandeln, einen Teil in den Pistazien oder Kokosflocken und die restlichen Pralinen in den Streuseln wälzen.
- Fertige Pralinen in Papierförmchen setzen.
- Die Pralinen können auch mit selbst hergestellter Zucker- oder Carobglasur (siehe Seite 162) bestrichen und nach Belieben verziert werden.

Die Pralinen sind ein nettes kleines Mitbringsel bei Einladungen. Dazu ein paar Pralinen auf einem kleinen Papptablett anordnen und in Klarsichtfolie oder einer zur Jahreszeit oder zum Anlass passenden Serviette verpacken.

Festliche Kaffeetafel

Gedeckte Apfeltorte

Für den Blätterteig:

250 g Weizenmehl (Type 405) oder Dinkelmehl (Type 630)
½ TL Salz
200 g Naturjoghurt oder Frischkäse
125 ml Mineralwasser (mit Kohlensäure)
250 g sehr kalte Margarine oder Butter

Für den Belag:

500 g Äpfel (z. B. Boskop)
2 EL Aprikosenmarmelade

Fett und Mehl für die Form

- Für den **Blätterteig** das Mehl mit dem Salz in einer Schüssel mischen. Den Joghurt oder Frischkäse unterrühren.
- Das Mineralwasser unter Rühren dazugeben, mit den Knethaken des Rührgerätes kneten, bis der Teig geschmeidig, aber nicht zu locker ist.
- Sehr kalte Margarine oder Butter zwischen Backpapier ausrollen.
- Teig ausrollen und die Margarine- oder Butterplatte darauflegen.
- Den Teig zunächst von der Längs-, dann von der Breitseite übereinanderklappen. Etwa 30 Minuten kalt stellen.
- Den Teig zwei bis drei Mal ausrollen, jeweils wieder übereinanderklappen und kalt stellen.
- Ein Drittel der Teigmenge beiseite stellen. Den restlichen Teig dünn ausrollen und in eine eingefettete, mit Mehl bestäubte Springform geben.
- Für den **Belag** die Äpfel schälen und entkernen, in Spalten schneiden und den Teig damit belegen. Mit etwas Aprikosenmarmelade bestreichen.
- Restlichen Teig zu einem Rechteck ausrollen, in Streifen schneiden und diese gitterförmig auf den Äpfeln verteilen.
- Kuchen bei 180 °C (Umluft) etwa 20 – 30 Minuten backen.

Pfirsich-Mandel-Torte

etwa 20 Butterkekse oder 10 Stück Zwieback
1 gut gehäufter EL Margarine oder Butter
1 Prise Zimtpulver
etwas Mineralwasser oder Reisdrink
Fett und Mehl für die Form
4 – 6 Pfirsichhälften, frisch oder aus dem Glas
1 Päckchen Tortenguss (klar)
250 ml Wasser oder Pfirsichsaft
1 EL Roh-Rohrzucker
1 EL gehackte Pistazienkerne oder Kürbiskerne

- Kekse oder Zwieback zerbröseln, mit Margarine oder Butter und Zimt vermengen, eventuell etwas Mineralwasser oder Reisdrink dazugeben.
- Eine Springform fetten und mit Mehl ausstreuen (oder mit Backpapier auslegen). Die Bröselmasse einfüllen und glatt andrücken, dabei einen kleinen Rand formen.
- Pfirsiche schälen und entkernen oder gut abtropfen lassen, dabei den Saft auffangen.
- Halbierte Früchte oder Pfirsichspalten auf dem Boden der Springform verteilen.
- Den Tortenguss nach Packungsangabe mit Wasser oder aufgefangenem Pfirsichsaft (eventuell mit Wasser auffüllen) und dem Zucker anrühren.
- Tortenguss gleichmäßig über den Pfirsichen verteilen.
- Die Obsttorte mit den gehackten Kernen bestreuen.
- Den Kuchen bei 175 – 190 °C (Umluft) etwa 25 – 30 Minuten backen.
- Kuchen etwas auskühlen lassen, dann vorsichtig auf ein Gitter geben.

> Der Tortenguss kann auch mit etwa zwei Esslöffel Sahne oder Naturjoghurt vermischt und dann zwischen die Pfirsichhälften gegeben werden.

Apfelkompottkuchen

Für den Teig:
250 g Weizenmehl (Type 405) oder Dinkelmehl (Type 630)
2 TL Weinsteinbackpulver
100 g Roh-Rohrzucker
100 g Margarine oder Butter
1 – 2 EL Mineralwasser (mit Kohlensäure)

Für die Füllung:
120 g Margarine oder Butter
200 g Roh-Rohrzucker
1 Päckchen Vanillezucker
1 Spritzer Zitronensaft (nach Verträglichkeit)
400 g Naturjoghurt
4 EL Hartweizengrieß
350 g Apfelmus

- Für den **Teig** das Mehl mit Backpulver und Zucker in einer Schüssel vermischen.
- Margarine oder Butter in einem kleinen Topf zerlassen und in die Schüssel geben.
- Etwas Mineralwasser unterrühren und alles zu Streuseln verarbeiten.
- Streusel etwa 20 Minuten kalt stellen.
- Für die **Füllung** Margarine oder Butter mit Zucker und Vanillezucker schaumig rühren.
- Zitronensaft, Joghurt und Grieß hinzufügen und gut verrühren.
- Eine Fettpfanne oder Kasserolle mit Backpapier auslegen.
- Den kalten Teig darin verteilen (mit dem Handrücken).
- Apfelmus auf den Teig geben und die Grießmasse darübergießen.
- Den Backofen etwas vorheizen und den Kuchen bei 180 °C (Umluft) etwa 50 – 60 Minuten backen.
- Den Kuchen vor dem Anschneiden etwas erkalten lassen.

> Auf das Apfelmus können zusätzlich noch fein geschnittene Apfelscheiben gelegt werden.

Marzipankuchen

200 g Weizenmehl (Type 405) oder Dinkelmehl (Type 630)
25 g gehackte Pistazienkerne
100 g Persipan oder Kartoffelmarzipan (siehe Seite 132)
200 g Margarine oder Butter
50 g Roh-Rohrzucker
2 Tropfen Bittermandelöl
1 EL Mineralwasser (mit Kohlensäure) nach Bedarf
Fett für die Form
100 g Heidelbeer- oder Preiselbeerkonfitüre
Wasser oder Reisdrink zum Bestreichen

- Mehl und Pistazienkerne in einer Schüssel mischen.
- Persipan oder Marzipan in kleine Stücke zupfen, mit der Margarine oder Butter dem Mehl beimischen, gründlich mit dem Handrührgerät verrühren.
- Zucker und Bittermandelöl dazugeben, nochmals gut verrühren.
- Falls der Teig zu trocken wird, kann noch ein Esslöffel frisches Mineralwasser zugegeben werden.
- Den Teig mit angefeuchteten Händen zu einem glatten Mürbeteig verarbeiten.
- In Klarsichtfolie wickeln und für etwa 30 Minuten in den Kühlschrank legen. Den Teig möglichst flach drücken, dann kühlt er schneller ab.
- Nun den Teig in drei Teile teilen. Zwei Drittel des Teigs in eine gefettete Springform geben, glatt ausrollen, die Ränder hochdrücken.
- Die Konfitüre gleichmäßig auf dem Teig verteilen.
- Restlichen Teig (sollte noch kurz kalt gestellt werden) zwischen der Klarsichtfolie ausrollen und dann mit einem Ausstecher, beispielsweise in Sternchenform, ausstechen.
- Sternchen gleichmäßig auf dem Kuchen verteilen. Vor dem Backen mit Wasser oder Reisdrink bestreichen.
- Kuchen bei 170 °C (Umluft) 30 Minuten auf mittlerer Schiene backen.
- Zehn Minuten vor dem Ende der Backzeit mit Backpapier abdecken, da sonst die Kuchenoberfläche zu dunkel wird. Backpapier mit einer Nadel mehrmals einstechen, dann entweicht der durch die Hitze entstandene Dampf besser.

Gebackene Joghurtcreme-Torte

Für den Teig:
100 g Margarine oder Butter
50 g Roh-Rohrzucker oder 2 EL Ahornsirup
1 EL Mineralwasser (mit Kohlensäure)
250 g Weizenmehl (Type 405) oder Dinkelmehl (Type 630)
1 Prise Salz

Für den Belag:
300 g Aprikosen, frisch oder aus dem Glas
400 g Naturjoghurt oder Quark
50 g Roh-Rohrzucker oder 2 EL Ahornsirup
50 g Hartweizengrieß
2 EL gehackte Kürbiskerne oder Pistazienkerne nach Belieben

Fett für die Form

- Für den **Teig** aus Margarine oder Butter, Zucker oder Sirup, Wasser, Mehl und etwas Salz einen nicht zu lockeren Teig rühren.
- Den Teig zu einer Kugel formen und etwa drei Stunden im Kühlschrank kalt stellen. Danach 15 Minuten bei Zimmertemperatur ruhen lassen.
- Springform einfetten oder mit Backpapier auslegen. Den Teig in der Form ausrollen, dabei den Rand etwas hochdrücken (auf halbe Höhe).
- Für den **Belag** die Aprikosen schälen und entkernen oder gut abtropfen lassen. Das Obst klein schneiden und mit Joghurt oder Quark, Zucker oder Sirup und Grieß vermischen. Nach Belieben gehackte Kürbiskerne oder Pistazienkerne untermischen.
- Den Belag auf dem Teig verteilen.
- Kuchen bei 200 °C (Umluft) etwa 20 – 30 Minuten backen. Falls kein Backpapier verwendet wird, muss der Kuchen erst abkühlen, bevor er aus der Form gelöst wird.

> Ein Teil der Aprikosen kann auch püriert, mit dem Aprikosensaft eingedickt und dann über der Joghurtcreme verteilt werden, bevor der Kuchen gebacken wird.

Einfache Joghurtcreme-Torte

Für den Teig:
80 g Margarine oder Butter
50 g Roh-Rohrzucker
150 – 200 g Weizenmehl (Type 405) oder Dinkelmehl (Type 630)
1 TL Weinsteinbackpulver
etwas Mineralwasser (mit Kohlensäure)
2 EL Cornflakes oder Zwiebackbrösel

Für den Belag:
2 EL Speisestärke
etwas kaltes Wasser oder Saft (oder Weißwein)
400 g Naturjoghurt
1 EL Roh-Rohrzucker
100 g Früchte nach Wahl (Erdbeeren, Aprikosen, Ananas)

Fett und Mehl für die Form

- Für den **Teig** Margarine oder Butter mit dem Zucker cremig rühren.
- Mehl mit dem Backpulver mischen und dazugeben. Zutaten gut vermischen, dabei etwas Wasser dazugeben.
- Cornflakes oder Zwiebackbrösel zum Schluss unterheben.
- Eine Springform einfetten und mit etwas Mehl einstäuben.
- Den Teig einfüllen, glatt streichen und bei 180 – 200 °C (Umluft) auf mittlerer Schiene 20 – 30 Minuten backen.
- Für den **Belag** die Speisestärke in etwas kaltem Wasser oder Saft (für Erwachsene auch Weißwein) auflösen.
- Den Joghurt mit dem Zucker mischen, klein geschnittene Früchte unterheben.
- Die Speisestärke unter den Joghurt rühren.
- Die Creme auf dem etwas ausgekühlten Kuchenboden verteilen und mindestens zwei Stunden im Kühlschrank kalt stellen, bis die Creme fest geworden ist.

Marmorkuchen

Für den hellen Teig:
100 g Margarine oder Butter
100 g Roh-Rohrzucker
2 Tropfen Rum- oder Bittermandelaroma
1 Prise Safranpulver
1 TL Vanillepulver
250 – 300 g Weizenmehl (Type 405) oder Dinkelmehl (Type 630)
2 TL Weinsteinbackpulver
etwas Mineralwasser (mit Kohlensäure)

Für den dunklen Teig:
2 EL Carobpulver
100 g geraspelte Carobschokolade oder Kokosraspel

Fett und Mehl für die Form
Puderzucker oder Zuckerglasur (siehe Seite 157) nach Belieben

- Für den **hellen Teig** Margarine oder Butter und Zucker cremig rühren.
- Etwas Rum- oder Bittermandelaroma und Safran dazugeben.
- Vanillepulver mit Mehl und Backpulver mischen und nach und nach unterrühren. So viel Mineralwasser zugeben, bis der Teig gut locker ist.
- Eine kleine Guglhupfform einfetten, mit Mehl einstäuben und die Hälfte des Teiges einfüllen.
- Für den **dunklen Teig** Carobpulver unter den restlichen Teig rühren. Carob- oder Kokosraspel unterheben.
- Ist der Teig zu fest, noch etwas Mineralwasser daruntermischen.
- Den dunklen Teig auf dem hellen Teig verteilen und mit einer Gabel leicht durchziehen.
- Kuchen bei 180 – 200 °C (Umluft) auf mittlerer Schiene etwa 60 Minuten backen.
- Den Kuchen etwas auskühlen lassen, dann auf ein Gitter geben und aus der Form lösen.
- Nach Belieben mit Puderzucker oder Zuckerglasur verzieren.

Carobkuchen

150 g Margarine oder Butter
150 g Roh-Rohrzucker oder 3 EL Ahornsirup
1 Prise Salz
250 g Weizenmehl (Type 405) oder Dinkelmehl (Type 630)
1 TL Weinsteinbackpulver
2 EL Carobpulver
100 g geraspelte Carobschokolade
50 g grob gemahlene Kürbiskerne
50 g ganze Kürbiskerne
100 g weiße Schokolade (nach Verträglichkeit)
100 ml Mineralwasser (mit Kohlensäure)
Fett und Mehl für die Form

- Die Margarine oder Butter mit dem Zucker oder Ahornsirup und Salz cremig rühren.
- Mehl, Backpulver und Carobpulver vermischen und unterrühren.
- Geraspelte Carobschokolade und Kürbiskerne dazugeben.
- Bei Verträglichkeit die weiße Schokolade fein würfeln und unter den Teig heben.
- Nur so viel Mineralwasser dazugießen, dass ein lockerer Teig entsteht.
- Eine Napfkuchenform einfetten, mit etwas Mehl bestreuen und den Teig einfüllen.
- Kuchen bei 180 – 200 °C (Umluft) gut 60 Minuten backen.

> Kuchen mit einer Carobglasur (siehe Seite 162) verzieren.

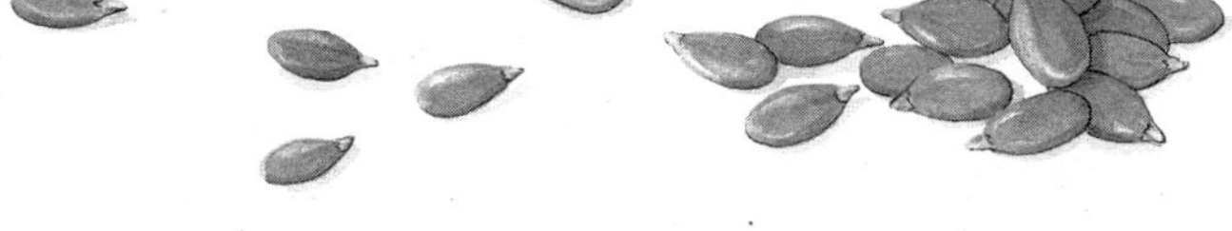

Quarkkuchen mit Streuseln

Für die Streusel:
300 g Weizenmehl (Type 405) oder Zwiebackbrösel
100 g Roh-Rohrzucker
150 g kalte Margarine oder Butter
1 Spritzer Mineralwasser (mit Kohlensäure)

Für den Belag:
200 g Persipan oder Kartoffelmarzipan (siehe Seite 132)
200 g Obst nach Wahl
(Mirabellen, Ananas, Aprikosen), frisch oder aus dem Glas
80 g Margarine oder Butter
50 g Roh-Rohrzucker
2 EL Hartweizengrieß
200 g Naturjoghurt

- Zutaten für die **Streusel** mit dem Knethaken des Handrührgerätes zu Streuseln verarbeiten. Dabei nur so viel Wasser dazugeben, dass die Streusel nicht zu trocken werden.
- Zwei Drittel der Teigmenge auf ein mit Backpapier ausgelegtes Backblech geben, fest andrücken und bei 200 °C (Umluft) etwa zehn Minuten auf mittlerer Schiene backen.
- Für den **Belag** das Persipan oder Marzpan fein zerkrümeln und auf dem gebackenen Boden verteilen.
- Obst waschen und gegebenenfalls schälen oder entkernen, Früchte aus dem Glas gut abtropfen lassen, nach Bedarf klein schneiden.
- Margarine oder Butter und Zucker cremig rühren, Grieß und Joghurt hinzufügen und gut vermischen.
- Die Hälfte der Creme auf dem Kuchenboden verstreichen.
- Obst darüber verteilen und mit dem Rest der Creme bedecken.
- Die restlichen Streusel auf dem Belag verteilen.
- Kuchen bei 180 – 200 °C (Umluft) 40 – 50 Minuten backen.

> Je nach Verträglichkeit kann zusammen mit den Streuseln auch noch eine Handvoll gehackte Mandeln über die Creme gestreut werden.

Kalte Schnauze

400 g Kekse (z. B. Spekulatius)
100 g Kokosfett
2 EL kaltes Wasser
4 EL Carobpulver

- Eine kleine Kastenform mit Backpapier auslegen, als unterste Schicht Kekse nach Wahl und Verträglichkeit hineinlegen, beispielsweise Spekulatius.
- In einem kleinen Topf das Kokosfett schmelzen. Kaltes Wasser einrühren und sofort Carobpulver dazugeben und gut verrühren.
- Ist die Masse zu flüssig, noch etwas Carobpulver unterrühren, ist sie zu fest, noch etwas Wasser beigeben, bis die gewünschte Konsistenz erreicht ist.
- Ein bis zwei Esslöffel Glasur über der Keksschicht verteilen und glatt streichen.
- Die zweite Lage Kekse einfüllen und wieder Glasur darüber verteilen.
- Den Vorgang wiederholen, bis die Kekse aufgebraucht sind. Mit der Carobglasur abschließen.
- Die Form zum Auskühlen und Festwerden der Glasur etwa zwei Stunden in den Kühlschrank stellen.
- Aus der Form stürzen und in Scheiben geschnitten servieren.

Reste im Kühlschrank aufbewahren, Carobglasur schmilzt schnell bei Zimmertemperatur.
Kalte Schnauze hält sich mehrere Tage.

Mokkacreme-Torte

Für den Teig:
100 g Margarine oder Butter
50 g Roh-Rohrzucker
250 g Weizenmehl (Type 405) oder Dinkelmehl (Type 630)
2 TL Weinsteinbackpulver
etwas Mineralwasser (mit Kohlensäure)

Für die Cremefüllung:
200 g Margarine oder Butter
3 – 4 EL Carobpulver
2 EL Ahornsirup oder Ahornzucker
200 ml Sahne oder aufschlagbare Soja- oder Reissahne
2 Päckchen Sahnefestiger

Fett und Mehl für die Form

Zum Verzieren:
wahlweise Mokkabohnen, Kokosraspel, Carobraspel oder Puderzucker und Eiskaffeepulver

- Für den **Teig** Margarine oder Butter mit dem Zucker verrühren. Mehl und Backpulver vermischen und zusammen mit etwas Mineralwasser darunterrühren.
- Eine Springform fetten, mit Mehl einstäuben.
- Den Teig in die Form füllen und etwa 25 Minuten bei 180 °C (Umluft) backen.
- Kuchen etwas auskühlen lassen, dann vorsichtig aus der Form lösen.
- Mit einem Bindfaden, der um den Kuchen gelegt und über Kreuz zusammengezogen wird, den Kuchen quer in zwei Böden teilen.
- Für die **Füllung** die Margarine oder Butter mit dem Carobpulver und Ahornsirup oder Ahornzucker gründlich im Mixer verrühren. Nun Sahne oder Sojasahne bzw. Reissahne (nach Geschmack und Verträglichkeit) mit dem Sahnefestiger nach der Packungsangabe aufschlagen.
- Geschlagene Sahne etwas ruhen lassen und dann unter die Creme heben.

- Einen Teil der Creme auf dem unteren Boden verteilen. Den anderen Boden daraufsetzen.
- Die Torte mit der restlichen Creme überziehen.
- Torte mit einigen Cremetupfen und Mokkabohnen, Kokosraspeln oder Carobraspeln (nach Verträglichkeit) verzieren.
- Noch einfacher geht es, wenn Sie die Torte mit Puderzucker bestreuen, eventuell vermischt mit etwas Eiskaffeepulver.

> Wenn Sie den Bindfaden vor dem Durchschneiden des Kuchens etwas einfetten, gleitet er besser durch den Teigboden.

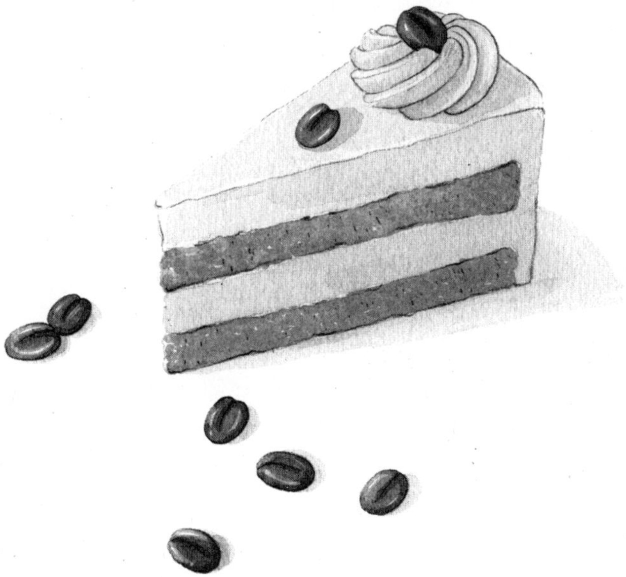

Bananensplit-Torte

Für den Tortenboden:
100 g Margarine oder Butter
100 g Roh-Rohrzucker
100 g Weizenmehl (Type 405) oder Dinkelmehl (Type 630)
½ TL Weinsteinbackpulver
1 EL Speisestärke
1 – 2 EL Carob- oder Eiskaffeepulver
etwas Mineralwasser (mit Kohlensäure) bei Bedarf

Für die Füllung:
400 g Naturjoghurt
1 EL Roh-Rohrzucker
400 ml Sahne oder aufschlagbare Reis-, Kokos- oder Sojasahne
3 Päckchen Sahnefestiger
1 EL Speisestärke
2 EL Wasser oder Wein
1 – 2 EL Carobstreusel
2 – 3 Bananen
etwas Zitronensaft

Fett für die Form

- Für den **Tortenboden** die Margarine oder Butter mit dem Zucker verrühren.
- Mehl, Backpulver und Speisestärke mischen und sorgfältig darunterrühren.
- Carob- oder Eiskaffeepulver (oder beides gemischt) unter den Teig ziehen.
- Bei Bedarf etwas Mineralwasser zugeben, der Teig sollte aber nicht zu flüssig werden.
- Den Teig in eine gefettete Springform füllen und etwa 20 Minuten bei 180 °C (Umluft) backen. Auf einem Gitter gut auskühlen lassen.
- Für die **Füllung** den Joghurt mit dem Zucker verrühren.
- Die Sahne oder die Reis-, Kokos- oder Sojasahne zusammen mit dem Sahnefestiger aufschlagen, kurz kalt stellen bzw. ruhen lassen.

- Speisestärke in kaltem Wasser oder lieblichem Wein glatt rühren und unter den Joghurt heben.
- Geschlagene Sahne langsam dazugeben.
- Carobstreusel zuletzt unter die Sahne-Joghurt-Creme ziehen.
- Tortenboden in eine mit Backpapier ausgelegte Springform geben.
- Die Bananen schälen, in Scheiben schneiden und in etwas Zitronensaft wälzen.
- Bananenscheiben auf dem Tortenboden verteilen und die Sahnemasse darübergießen.
- Die Torte mindestens drei Stunden im Kühlschrank fest werden lassen.

Variationen:

- Einige Bananenscheiben in Carobglasur (siehe Seite 162) tauchen, auf dem Kuchen drapieren.
- Glasur mit feinster Tülle z. B. in Kringeln auftragen.
- Eiskaffee- oder Carobpulver durch ein feines Sieb geben und die Torte damit bestreuen.
- Etwas Sahne beiseite stellen und mit dem Spritzbeutel kleine Sahnetupfer auf die Torte setzen.
- Ein bis zwei Esslöffel erhitzte, flüssige Carobglasur in die Tortenmitte geben und schnell mit einer Gabel von der Mitte nach außen Linien ziehen.
- Kokosraspel statt Carobstreusel verwenden.

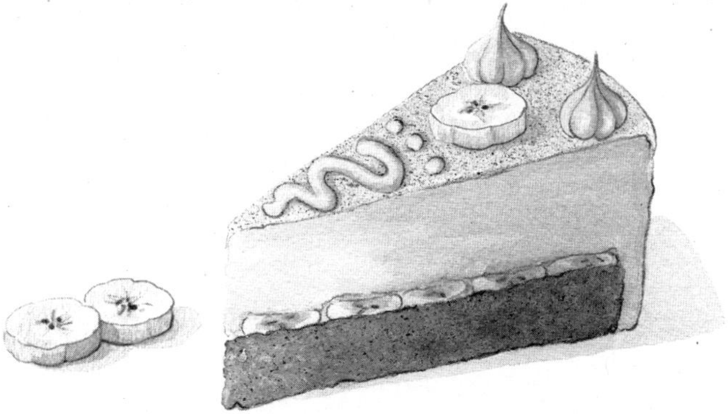

Festlicher Käsekuchen

Für den Teig:
250 g Dinkelmehl (Type 630)
½ Päckchen Weinsteinbackpulver
100 g Roh-Rohrzucker
100 – 125 g Margarine oder Butter
1 – 2 EL Mineralwasser (nach Bedarf)
200 g Apfelmus oder Quittengelee

Für die Füllung:
150 g Margarine oder Butter
50 g Roh-Rohrzucker
1 Päckchen Vanillezucker
500 g Frischkäse oder Naturjoghurt
100 g Speisestärke
100 g Weizengrieß
1 – 2 Spritzer Zitronensaft

Puderzucker zum Bestreuen

- Für den **Teig** das Mehl mit Backpulver und Zucker mischen, weiche Margarine oder Butter und vorsichtig etwas Wasser (nur wenn der Teig krümelt) dazugeben, alles zu Streuseln verarbeiten.
- Teigstreusel auf einem mit Backpapier ausgelegten Backblech ausbreiten (am besten mit angefeuchtetem Handrücken) und kurz kalt stellen.
- Apfelmus oder Gelee auf den Teig geben und gleichmäßig verteilen.
- Für die **Füllung** Margarine, Zucker und Vanillezucker schaumig rühren.
- Frischkäse oder Joghurt, Speisestärke und Grieß sowie bei Verträglichkeit etwas Zitronensaft dazugeben und gut verrühren.
- Die Käsecreme auf dem Teig verteilen. Den Kuchen bei 200 °C (Umluft) 45 – 50 Minuten backen.
- Nach Belieben den Kuchen mit Puderzucker bestreuen, auf einem Gitter auskühlen lassen und in Stücke schneiden.
- Zur Weihnachtszeit: Weihnachtsmotive aus Papier ausschneiden, Kuchen damit belegen (eventuell mit Holzspießchen fixieren), dann überpudern, Motiv (und Holzspießchen) vorsichtig entfernen.

Weihnachtlicher Blechkuchen

250 g Margarine oder Butter
200 g Roh-Rohrzucker
300 g Dinkelmehl (Type 630)
1 – 2 TL Weinsteinbackpulver
2 EL Carob- oder Malzkaffee-Instantpulver
200 g grob gemahlene Kürbiskerne oder Kokosflocken
2 – 3 EL Mineralwasser (mit Kohlensäure)
1 MSP Lebkuchengewürz
1 MSP Zimtpulver und/oder 1 MSP Gewürznelkenpulver (wenn verträglich)
200 g Marmelade (z. B. Brombeere oder Wildfrucht)

- Margarine oder Butter mit dem Zucker cremig rühren. Das Mehl mit Backpulver, Carob- oder Kaffeepulver und gemahlenen Kürbiskernen oder Kokosflocken mischen. Nach und nach zu der Margarine geben.
- Mineralwasser dazugießen, den Teig gründlich verrühren, dabei die Gewürze dazugeben.
- Den Teig auf einem Teller flach drücken und mindestens 30 Minuten kühl stellen.
- Ein Backblech mit Backpapier auslegen, zwei Drittel der Teigmenge darauf ausrollen, am besten mit angefeuchtetem Handrücken.
- Den Teig gleichmäßig mit der Marmelade bestreichen.
- Restlichen Teig dünn ausrollen und mit Ausstechformen Weihnachtsmotive oder andere Motive ausstechen und gleichmäßig auf dem Teig verteilen.
- Den Kuchen bei 175 °C (Umluft) etwa 25 Minuten backen. Nach dem Auskühlen in Quadrate oder Rauten schneiden.

Der Teig schmeckt auch gut, wenn zusätzlich noch ein Esslöffel Karamellpuddingpulver dazugegeben wurde.
Wenn kein Carobpulver verwendet wird, den Teig mit etwas Kürbiskern- oder Traubenkernöl einpinseln.

Die Autorin

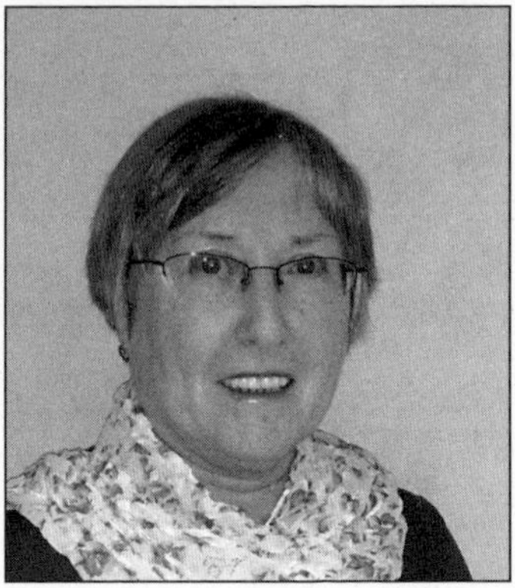

Roswitha Stracke lebt und arbeitet in Wenden (Kreis Olpe). Sie selbst und zwei ihrer Kinder sind von verschiedenen Allergien betroffen. Sie leitete zwölf Jahre eine Regionalgruppe der »Arbeitsgemeinschaft Allergiekrankes Kind«, anschließend zehn Jahre einen verbandsunabhängigen Allergiker-Treff.

Seit 1995 ist sie selbstständige Allergieberaterin. Sie hat über 20 Jahre Vorträge, Kurse und Mitarbeiterschulungen zu verschiedenen Allergiethemen angeboten und war zwölf Jahre Mitglied des »Ärzteverband Deutscher Allergologen«. Seit einigen Jahren ist sie Redaktionsmitglied der AG Haut (»Hautfreund«) und bei nickelfrei.de, dem Internetportal für Nickelallergiker (www.nickelfrei.de). Zudem veröffentlicht sie regelmäßig Kolumnen (»Wussten Sie schon ...?«) auf www.jucknix.de.

Wenn Sie Fragen zum Thema Nickelallergie, zu anderen Allergieformen oder zu Neurodermitis haben, können Sie sich gerne an sie wenden.

Roswitha Stracke
Auf dem Stein 3a
57482 Wenden-Gerlingen
www.allergieberatung-stracke.de
E-Mail: allergieberatung-stracke@t-online.de

Rezeptverzeichnis

Anhang

Ausgewählte Internetadressen

Zu jedem Allergiebereich gibt es unzählige Seiten, die darauf warten, entdeckt zu werden. Einige davon habe ich für Sie herausgepickt.

Allgemeine Informationen

www.allergie-experten.de (Allergie- und Asthmazentrum Berlin)
www.aha.ch (Broschüren und Informationen zu Allergien)
www.allergieinfo.de (Datenbank für Allergien und andere Erkrankungen)
www.ucb.de (Infos von A – Z zu Allergien)
www.arztservice.de (Fachärzte in Ihrer Nähe)
www.ecarf.org (TÜV-Siegel für allergikerfreundliche Produkte)
www.euromedizin.com (Infos zu Allergien und anderen Erkrankungen in Deutschland, Österreich, der Schweiz, England und der Tschechischen Republik)
www.gesundheitsinformation.de (Allergien von A – Z)
www.help.ch (Branchenbuch zu Kliniken, Selbsthilfegruppen)
www.meine-gesundheit.de (Ratgeber, Broschüren, Medikamenteninfos)
www.medizin.at (Allergien, Selbsthilfegruppen)
www.med1.de (Krankenhaussuche in Europa)
www.thru.de (Schadstoffregister des Umweltbundesamtes)

Nickelgehalt in Lebensmitteln

www.allergieinfo.de/news/nl_16_3_nickelgehalt.htm
www.nickelfrei.de (Internetportal für Nickelallergiker)

Neurodermitis

www.hautstadt.de (Internetportal zum Thema Haut)
www.leben-mit-neurodermitis.de (Infoseite mit vielen Links)
www.jucknix.de (Wissens- und Diskussionsportal zu Neurodermitis)

Kuren

www.arbeitskreis-gesundheit.de (Reha-Kliniken)
www.kur.org (Mutter- und Vater-Kind-Kuren, Familienrehabilitation)

Ernährung

www.alfda.de (alles für den Allergiker)
www.allergiefreie-lebensmittel.de (Rezepte nach Allergenen geordnet)
www.allergikerhimmel.de (z. B. fructosefreie Lebensmittel)
www.alles-vegetarisch.de (veganes Sortiment)
www.biosicherheit.de (Informationen zu Gen-Lebensmitteln)
www.ernaehrung.de (Ernährungslexikon des Instituts für Ernährungsinformation)
www.naturkost.de (Adressen und Informationen zu Bio und Naturkost)
www.oekofrost.de (Tiefkühlkost für Allergiker)
www.oekoinform.de (Datenbank für Bioprodukte)
www.ugb.de (Fachinformationen zu Ernährungs- und Gesundheitsfragen)
www.vegafrost.de (Tiefkühlkost für Allergiker)
www.was-wir-essen.de (Fachinformationen und verschiedene Expertenforen zu Lebensmittelallergien und anderen Ernährungsfragen)

Naturwaren

www.aber-natuerlich.de (Naturwaren für Familien)
www.deerberg.de (Schuhwerk aus Naturstoffen, nickelfreie Verarbeitung)
www.lederhaus.de (Lederwaren, nickelfrei und auf Naturbasis gegerbt)
www.naturwaren.de (nickelfreie Nähutensilien, Naturfasern)
www.oeko-tex.com (schadstoffgeprüften Textilien)
www.wilabonn.de (Informationen des Wissenschaftsladen Bonn)

Kosmetik

www.naturpflege.de (Naturkosmetik mit genauer Deklaration)
www.kontrollierte-naturkosmetik.de (Informationen zu Naturkosmetik, Adressen)

Nickelfreier Schmuck

www.nonnic.de (Trauringe, Gürtel etc.)
www.pierre-lang.de (Verkauf durch Versand und Schmuckvertreter)
www.uliglaserdesign.de (Verkauf über Versand, Material Titan)

Umweltzahnmedizin

www.deguz.de (Deutsche Gesellschaft für Umweltzahnmedizin, Informationen zu Amalgam, Allergien auf Zahnmaterial, Adressen)
www.gzm.org (Internationale Gesellschaft für Ganzheitliche Zahnmedizin, Patienteninformationen, Adressen)
www.dbu-online.de (Deutscher Berufsverband der Umweltmediziner)

Arbeitsrecht, Patientenrecht

www.dimidi.de (Medizinwisen online, Herausgeber: Deutsches Institut für Medizinische Dokumentation und Information im Geschäftsbereich des Bundesministeriums für Gesundheit)
www.g-ba.de (Information zu Qualitätsssicherung, Krankenhausbehandlung, Patientenrecht)
www.sozialgerichtsbarkeit.de (Gutachter, Sozialgerichte, Urteile)

Verbände, Selbsthilfegruppen

Bundesinstitut für Risikobewertung (BfR)
Max-Dohm-Straße 8 – 10
10589 Berlin
www.bfr.bund.de

Deutscher Neurodermitis Bund e. V.
Baumkamp 18
22299 Hamburg
Tel.: 040 / 230810
www.neurodermitis-bund.de

Allergie-Dokumentations- und Informationszentrum (ADIZ)
Antoniusstraße 21
33175 Bad Lippspringe
Tel.: 05252 / 954085
www.medizinisches-zentrum.de

Deutscher Allergie- und Asthmabund e. V.
Fliethstraße 114
41061 Mönchengladbach
Tel.: 02161 / 814940
www.daab.de

Bundesanstalt für Arbeitsschutz und Arbeitsmedizin
Friedrich-Henkel-Weg 1 – 25
44149 Dortmund
Postfach 170202
44061 Dortmund
www.baua.de

Bundeszentrale für gesundheitliche Aufklärung (BzgA)
Ostmerheimer Straße 220
51109 Köln
Tel.: 0221 / 89920
www.bzga.de.

Deutsche Haut- und Allergiehilfe e. V.
Heilsbachstraße 32
53123 Bonn
Tel.: 0228 / 367910
www.dha-allergien.de

Dachverband der niederösterreichischen Selbsthilfegruppen
Wiener Straße 54
3109 St. Pölten
Tel.: 02742 / 22644
www.selbsthilfenoe.at

aha! Allergiezentrum Schweiz
Scheibenstrasse 20
3014 Bern
Tel.: 031 / 3599000
www.aha.ch

Fachkliniken

Deutschland

Klinik und Poliklinik für Dermatologie und Venerologie Rostock
Strempelstraße 13
18057 Rostock
Tel.: 0381 / 4949701
www.duk.med.uni-rostock.de

Haut- und Poliklinik der Georg-August-Universität Göttingen
Robert-Koch-Straße 40
37075 Göttingen
Tel.: 0551 / 396478
www.dermatologie.med.uni-goettingen.de

Klinik für Dermatologie, Venerologie und Allergologie St. Josef-Hospital Bochum
Gudrunstraße 56
44791 Bochum
Tel.: 0234 / 5090
www.derma.de/bochum

Arbeits- und Umweltmedizinische Poliklinik, Institut für Prävention und Arbeitsmedizin (IPA) der Deutschen Gesetzlichen Unfallversicherung
Bürkle-de-la-Camp-Platz 1
44789 Bochum
Tel.: 0234 / 3024501
www.ipa.ruhr-uni-bochum.de

Klinik für Hautkrankheiten Universitätsklinikum Münster
Von-Esmarch-Straße 58
48149 Münster
Tel.: 0251 / 8356501
www.klinikum.uni-muenster.de

Klinik am Ring
Hohenstaufenring 28
50674 Köln
Tel.: 0221 / 92424100
www.klinik-am-ring.de

Fachkrankenhaus Kloster Grafschaft Zentrum für Allergologie
Annostraße 1
57392 Schmallenberg
Tel.: 02972 / 79100
www.krankenhaus-klostergrafschaft.de

Klinik und Poliklinik für Dermatologie und Allergologie am Biederstein
TU München
Biedersteiner Straße 29
80802 München
Tel.: 089 / 41400
www.derma-allergie.med.tu-muenchen.de

Österreich

Universitätsklinik für Dermatologie am AKH Wien
Währinger Gürtel 18 – 20
1090 Wien
Tel.: 001 / 404007700
www.meduniwien.ac.at/dermatologie

Allergie-Zentrum Wien West
Hütteldorfer Straße 46
1150 Wien
Tel.: 001 / 9824121
www.allergiezentrum.at

Allgemein öffentliches Krankenhaus der Elisabethinen Linz
Fadingerstraße 1
4020 Linz
Tel.: 0732 / 7676
www.elisabethinen.or.at

Universitätsklinik für Dermatologie und Venerologie
Auenbruggerplatz 8
8036 Graz
Tel.: 0316 / 3850
www.derma-uniklinikumgraz.at

Schweiz

Hochgebirgsklinik Davos
Herman-Burchard-Strasse 1
7265 Davos-Wolfgang
Tel.: 081 / 4174444
www.hochgebirgsklinik.ch

Spezialversand für Allergiker-Produkte

Blauer Planet
Kirchweg 22
34346 Hedemünden
Tel.: 05545 / 1828
www.blauerplanet.de
www.ziegenmilch.com

PureNature
Zur Rothheck 14
55743 Idar-Oberstein
Tel.: 0180 / 5808585
www.purenature.de

Natur Unlimited – Natur im Tal
Darmstädter Straße 52
64397 Modautal / Ernsthofen
Tel.: 06167 / 913480
www.natur-im-tal.de

allsana
Im Stangenwald 38
83483 Bischofswiesen
Tel.: 08652 / 948098
www.allsana.de

Literaturtipps

Deutscher Allergie- und Asthmabund:
Rechercheliste Nickelgehalt in Lebensmitteln
Für Mitglieder des DAAB (gegen Schutzgebühr)

Deutscher Allergie- und Asthmabund:
Bewusster leben mit Kontaktallergien

Elmadfa, Ibrahim / Aign, Waltraud et al.:
Die große GU Nährwert-Kalorien-Tabelle
Sondertabelle zum Nickelgehalt ausgewählter Lebensmittel
Gräfe und Unzer Verlag

Karin Buchart:
Nahrungsmittelallergie
Ein Leitfaden für Betroffene
Studien Verlag

Gunter Gerlach:
Die Allergie-Trilogie
(Kortison, Katzenhaar und Blütenstaub, Neurodermitis – ein allergiegeplagter Privatdetektiv auf Spurensuche)
Europäische Verlagsanstalt

Wahl, Rüdiger:
Allergie ganz einfach
Dustri-Verlag

Industrieverband Körperpflege- und Waschmittel:
Kosmetika – Inhaltsstoffe – Funktionen
pdf-Datei über www.ikw.org, www.fcio.at oder www.skw-cds.ch

Ernährung und Gesundheit

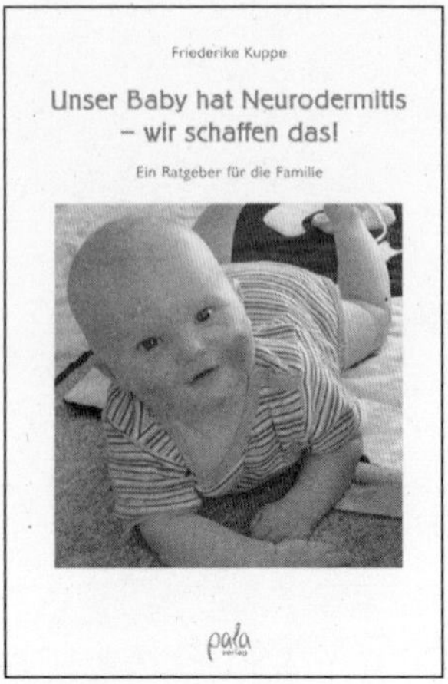

Friederike Kuppe:
Unser Baby hat Neurodermitis – wir schaffen das!
ISBN: 978-3-89566-230-0

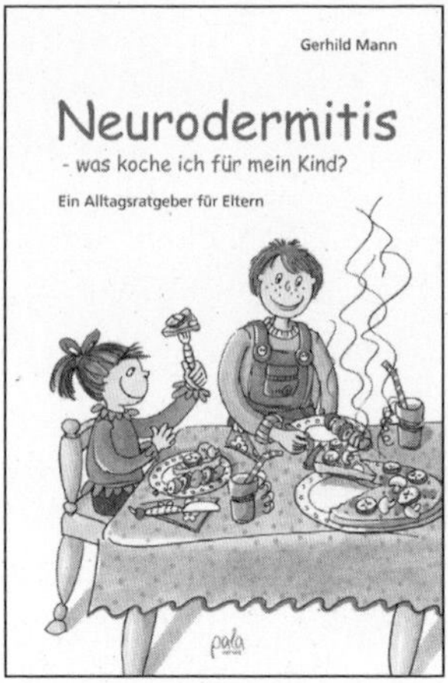

Gerhild Mann:
Neurodermitis – was koche ich für mein Kind?
ISBN: 978-3-89566-211-9

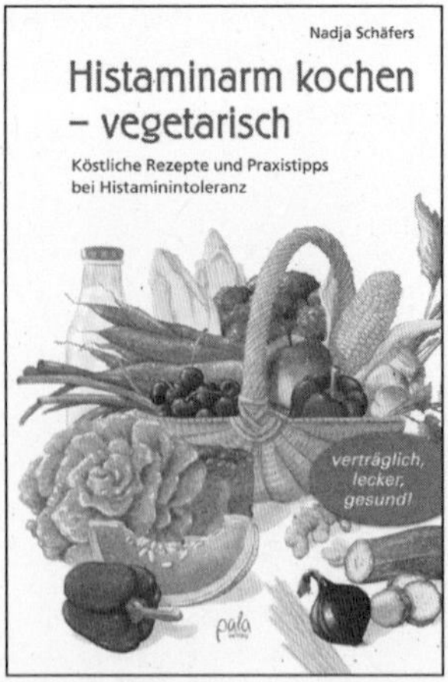

Nadja Schäfers:
Histaminarm kochen – vegetarisch
ISBN: 978-3-89566-263-8

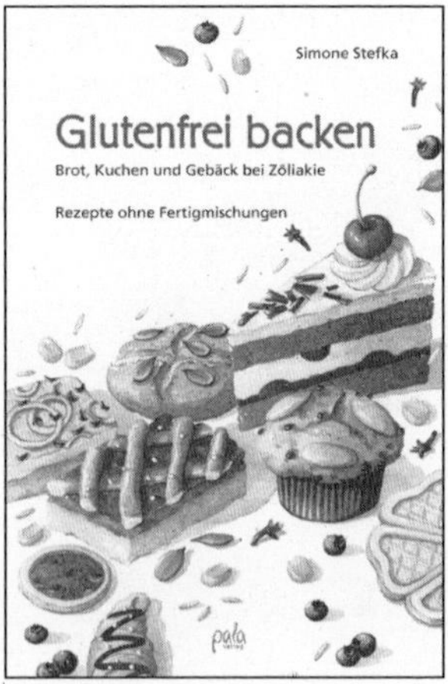

Simone Stefka:
Glutenfrei backen
ISBN: 978-3-89566-226-3

ISBN: 978-3-89566-332-1

Rheinstr. 35, 64283 Darmstadt
www.pala-verlag.de
aktualisierte und überarbeitete Neuauflage
Die erste Auflage dieses Buches erschien 2007.

Umschlag- und Innenillustrationen: Karin Bauer
www.karin-bauer.com

Lektorat: Barbara Reis

Druck: fgb • freiburger graphische betriebe
www.fgb.de
Printed in Germany

Dieses Buch ist auf Papier aus
100 % Recyclingmaterial gedruckt
und klimaneutral produziert.

Print CO2 kompensiert
Id-Nr. 1435122
www.bvdm-online.de